老年健康手册

主　编　孙晓红　朱鸣雷

中国协和医科大学出版社
北　京

图书在版编目（CIP）数据

老年健康手册 / 孙晓红，朱鸣雷主编. —北京：中国协和医科大学出版社，2021.8
ISBN 978-7-5679-1743-9

Ⅰ.①老…　Ⅱ.①孙…②朱…　Ⅲ.①老年人－保健－手册　Ⅳ.①R161.7-62

中国版本图书馆CIP数据核字（2021）第101630号

老年健康手册

主　　编：孙晓红　朱鸣雷
责任编辑：杨小杰
封面设计：许晓晨
责任校对：张　麓
责任印制：张　岱

出版发行：**中国协和医科大学出版社**
　　　　　（北京市东城区东单三条9号　邮编100730　电话010-65260431）
网　　址：www.pumcp.com
经　　销：新华书店总店北京发行所
印　　刷：北京联兴盛业印刷股份有限公司
开　　本：787mm×1092mm　　1/16
印　　张：18.25
字　　数：225千字
版　　次：2021年8月第1版
印　　次：2022年1月第2次印刷
定　　价：86.00元

ISBN 978-7-5679-1743-9

项目委员会

主　任　王小娥

副主任　丁卫华　孙晓红

协　调　杨　凯　朱鸣雷

编 委 会

主　编　孙晓红　朱鸣雷

副主编　曾　平　郭欣颖

编　委　（以姓氏笔画为序）

丁卫华（北京市卫生健康委员会）

王　含（北京协和医院）

王小娥（北京市老龄工作委员会办公室）

王秋梅（北京协和医院）

宁晓红（北京协和医院）

曲　璇（北京协和医院）

朱鸣雷（北京协和医院）

刘　硕（北京协和医院）

刘晓红（北京协和医院）

孙晓红（北京协和医院）

李　丽（北京协和医院）

李娇娇（北京协和医院）

杨　凯（北京市卫生健康委员会）

吴　瑾（北京协和医院）

汪雪萍（青海大学附属医院）

张　宁（北京协和医院）

金　爽（北京协和医院）

赵文玲（北京协和医院）

姜　珊（北京协和医院）

姚帼君（深圳市第二人民医院）

秦　苑（北京市海淀医院）

郭欣颖（北京协和医院）

康　琳（北京协和医院）

葛　楠（北京协和医院）

蒋子栋（北京协和医院）

曾　平（北京协和医院）

路　菲（北京协和医院）

潘　慧（北京协和医院）

序 一

习近平总书记强调，有效应对我国人口老龄化，事关国家发展全局，事关亿万百姓福祉。当前，我国已快速步入老龄化社会。据国家统计局数据显示，截至2019年底，我国60岁以上人口2.54亿（占比18.1%），65岁以上人口1.76亿（占比12.6%）。预计"十四五"期间，我国老年人口将超过3亿人。维持老年人健康、积极应对人口老龄化，已成为我们必须面对的重大民生问题。

北京协和医院长期以来一直注重老年人的医疗照护，早在2005年就开始策划建设老年医学专科，在美国中华医学基金会（CMB）的支持下，与约翰斯·霍普金斯大学医学院合作，先后派出10余名医护人员赴约翰斯·霍普金斯大学医学院老年学与老年医学系进修学习，并最终成立了以老年医学理念为指导、服务于广大老年人群的老年医学科。近年来，北京协和医院积极推进老年友善医院的建设，成为北京市第一批"老年友善医院"。

《老年健康手册》不是局限于如何治疗疾病，而是从老年人整体健康出发，从健康特点、疾病预防、慢性病（如高血压、冠心病、高脂血症、脑卒中、糖尿病等）管理、看病就医，到常见老年问题（如视力下降、听力下降、肌少症、营养不良、跌倒、尿失禁等），乃至老年人安全保障、失能老年人照护以及终末期老年患者的安宁缓和医疗，覆盖了老年人全周期的健康问题。本手册以常见问题为引导，采用问答形式，语言通俗易懂，不但适合普通人了解老年人健康问题，而且便于医务人员了解一些老年医学的不同理念。

　　相信本手册的出版会让更多人了解老年健康，知道如何有效地应对老年健康问题。希望北京协和医院老年医学科继续努力，为推进我国老年人群的卫生保健作出更大贡献。

北京协和医院院长　张抒扬

2021 年 7 月

序 二

　　北京协和医院是我国一代代医学大家筑起的医学殿堂。医院，第一要务是医疗；医生，第一要务是看病。一位在南方两所名牌大学读完本科和硕士如今在北京协和医院读博士的学生告诉我，虽然她一直在读临床专业，但只有到了协和才开始真正学习当医生，因为北京协和医院秉承"离患者越近，就是离疾病的真相越近"的临床理念及培养医生的信条，重视随时贴近患者观察、诊断、治疗和护理，重视通过主观原因减少或避免客观因素，主张"没有疾病的突然变化，只有医生的突然发现"。

　　协和医生婉拒、回避和排除各种干扰因素，坚持长期甘于寂寞地奋战在临床一线，深刻认识每一个患者及疾病都是不一样的、都是新情况。只有踏踏实实地待在每个患者身边，点点滴滴地积累诊治各种患者及疾病的经验，才是做医生的正道。

　　沐浴北京协和医院的文化，熏陶北京协和医院的精神。在北京协和医院这群纯粹的医生之中，老年医学科的医生值得特别赞扬。在这次全世界抗击新冠肺炎疫情中，各国对老年患者的不同态度暴露无遗，社会达尔文主义中的"物竞天择""适者生存"思想无所不在。有讨论"65岁以上老年人的管子该不该拔"、有提出针对免疫力低下老年人的"群体免疫"、有乘机无声无息"淘汰"老年人的……尽管中国自古有孝敬文化，但谁都知道"久病床前无孝子"，可我们的老年医学科医生和护士都是"久病床前"的"孝子"。不仅如此，北京协和医院老年医学科还在国内最早开展以人为本的现代老年医学新模式。今天，看到他们创作的这本《老年健康手册》，读着里面的丰富内容，尤其是"失智老年人照护""失能老年人照护""老年人管路护理""照护者支持""了解安宁缓和医疗""哀伤陪伴"等，我倍感欣慰。作为曾经的中国协和医科大学出版社社长，我为北京协和医院的医生出书30多年，知道协和医生写书最大的特点是让渴望的读者"解渴"。我相信北京协和医院老年医学团队创作的这本书一定会让你收获不少，成为老年朋友互赠的礼物，自己最好的珍藏工具书，爸爸、妈妈、爷爷、奶奶、姥姥、姥爷的"健康保护神"！衷心地谢谢神圣的北京协和医院！谢谢全体作者及参与的专家！

袁　钟

2021年7月

前　言

　　维持老年人的健康已经成为积极应对人口老龄化、加强老龄工作的重要内容。随着年龄增长，老年人的躯体功能和认知功能逐渐下降，同时还可能伴有多种慢性病、老年综合征等多种问题，进而对家庭支持体系、社会保障体系等提出更高要求。因此，老年人的特点决定了老年人的健康问题不仅仅是看某个疾病，而是需要以维护功能、维护生活质量为中心，从整体、多维度、多学科的角度来处理老年问题，这样才能最大限度地维持或改善老年人的功能状态，提高生活质量，这也正是老年医学的核心内容。

　　北京协和医院老年医学科是与美国约翰斯·霍普金斯大学医学院老年学与老年医学系合作建立的，一直坚持现代老年医学的理念，针对老年人开展个体化的全周期医护照料服务。

　　为积极响应"健康中国2030"规划，北京市老龄工作委员会办公室、北京市卫生健康委员会、中国医学科学院北京协和医院专门组织策划了《老年人健康手册》。本手册由北京协和医院老年医学科组织专家撰写，不仅针对老年疾病，还从涵盖老年健康的多个方面进行讲解，包括老年人健康管理、老年人常见慢性病、常见老年综合征、老年人安全保障、老年人照护、安宁缓和医疗和常用老年综合评估自评量表等内容；以常见的健康问题为引导，采用问答形式，用通俗易懂的语言、丰富生动的插图，全方位、多维度诠释老年人日常生活中常见的健康问题和应对方法。本手册适合老年人及其照料者、社区初级卫生保健医护人员、养老机构照护人员阅读，旨在提高广大老年人的健康素养，提高初级健康保健医护人员对常见老年人问题的认识，从而更好地维护老年人健康。

本手册的顺利完成，得益于北京市卫生健康委员会的大力支持和推动，得益于北京协和医院老年医学跨学科团队成员的精心选题以及相关领域专家的撰写和审阅。向大家的辛勤努力表示衷心感谢！

孙晓红　朱鸣雷

2021年7月

目　录

老年人健康管理

第一章　老年人健康老龄特点 ································· 1

第二章　老年人健康体检 ································· 6

第三章　老年人合理用药 ································· 10

第四章　老年人看病前准备 ································· 16

第五章　老年人合理运动 ································· 21

第六章　老年人合理膳食 ································· 29

老年人常见慢性病

第七章　老年人患病特点 ································· 35

第八章　老年人高血压 ································· 39

第九章　老年人冠心病 ································· 44

第十章　老年人高脂血症 ································· 49

第十一章　老年人脑卒中 ································· 54

第十二章　老年人糖尿病 ································· 58

第十三章　老年人骨质疏松 ································· 63

第十四章　老年人痛风 ································· 68

第十五章　慢性阻塞性肺疾病 ································· 72

第十六章　肺炎/肺部感染 ································· 77

第十七章　胃食管反流病 ································· 83

第十八章　消化不良……………………………………………… 87

第十九章　老年人厌食症………………………………………… 91

第二十章　帕金森病……………………………………………… 95

常见老年综合征

第二十一章　老年人视力下降…………………………………… 103

第二十二章　老年人听力下降…………………………………… 109

第二十三章　老年人嗅觉、味觉下降…………………………… 114

第二十四章　肌少症、衰弱……………………………………… 117

第二十五章　营养不良…………………………………………… 125

第二十六章　跌倒………………………………………………… 129

第二十七章　头晕………………………………………………… 137

第二十八章　疼痛………………………………………………… 142

第二十九章　老年焦虑…………………………………………… 146

第三十章　老年抑郁……………………………………………… 148

第三十一章　记忆力减退………………………………………… 152

第三十二章　老年性皮肤瘙痒…………………………………… 162

第三十三章　尿失禁……………………………………………… 166

第三十四章　老年人慢性便秘…………………………………… 171

第三十五章　老年人粪嵌塞……………………………………… 178

第三十六章　粪便失禁…………………………………………… 181

老年人安全保障

第三十七章　老年人居家环境安全……………………………… 183

第三十八章　老年人旅行安全…………………………………… 190

第三十九章　居家防火…………………………………………… 193

第四十章　老年友善医疗机构…………………………………… 196

第四十一章　健康智能监护……………………………………… 198

第四十二章　不同季节安全事项………………………………… 202

第四十三章　老年人疫苗接种…………………………………………… 206

第四十四章　节日健康安全……………………………………………… 211

老年人照护

第四十五章　失智症老年人照护………………………………………… 214

第四十六章　失能老年人照护…………………………………………… 220

第四十七章　吞咽障碍老年人照护……………………………………… 225

第四十八章　老年人口腔护理…………………………………………… 230

第四十九章　噎食的预防和处理………………………………………… 236

第五十章　　老年人管路护理…………………………………………… 239

第五十一章　照护者支持………………………………………………… 245

第五十二章　内在能力与整合照护……………………………………… 249

安宁缓和医疗

第五十三章　了解安宁缓和医疗………………………………………… 252

第五十四章　预立医疗照护计划………………………………………… 257

第五十五章　哀伤陪伴…………………………………………………… 262

附录　常用老年综合评估自评量表……………………………………… 266

老年人健康管理

第一章

老年人健康老龄特点

 老年人的年龄是如何划分的?

　　世界卫生组织对老年人的年龄划分有2个标准,在发达国家65岁及以上定义为老年人,而在发展中国家60岁及以上定义为老年人。老年期可分为3个阶段:60～74岁为年轻老年人;75～89岁为老老年人;90岁以上为长寿老年人(图1-1)。我国划分老年期标准为60～89岁为老年期,90岁以上为长寿期。

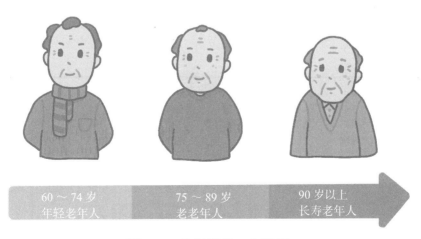

| 60～74岁 年轻老年人 | 75～89岁 老老年人 | 90岁以上 长寿老年人 |

图1-1　老年期的3个阶段

高龄老年人经常会面对哪些问题?

高龄老年人往往要面对以下问题：①生活自理能力差或不能自理。②多种慢性病共存和逐渐衰弱。衰弱不仅表现在躯体方面，而且表现在认知层面和社会角色层面。③多数高龄老年人需要家庭和社会的支持与帮助，包括经济支持和生活照护等。④部分高龄老年人可能因各种原因独居。

 老年人生理上会有哪些改变?

随着年龄增长，老年人的生理功能不可避免地发生改变。①感知觉的减退：包括视力、听力、味觉、嗅觉和触觉，会影响老年人与社会的交往和接触。②智力减退：部分老年人认知能力下降。健忘在老年人中很常见。健忘不同于痴呆，健忘不影响日常生活，忘记的事情大多可以回忆起来；而痴呆患者的失忆影响日常生活。③功能下降：老年人功能下降不仅受疾病的影响，也受环境影响，如住楼房有无电梯直接决定了老年人外出是否方便。活动减少、饮食欠佳也可以影响老年人的功能。

 老年人各内脏系统会有哪些改变?

各内脏系统随着年龄增长也会表现出不同程度的老化现象。①呼吸系统：鼻黏膜变薄，加湿功能变差，鼻腔容易干燥出血。咳嗽反射变差，呼吸道分泌物不易咳出，容易发生坠积性肺炎。胸椎变形及呼吸肌力量下降，使老年人活动耐力进一步下降，不能耐受剧烈运动。②循环系统：脉压增大，血压调节能力下降，容易发生直立性低血压，导致随卧立位或坐立位变化时，出现一过性头晕不适，甚至会发生跌倒。③消化系统：唾液分泌减少，容易口干；牙齿脱落，影响咀嚼功能，从而导致部分老年人出现挑食、偏食，甚至出现营养不良。食管、胃、肠道功能减弱，容易出现反流、消化不良、便秘等。④泌尿系统：肾脏功能逐渐下降，药物排泄能力减弱，需要经常调整药物剂量。老年女性盆底肌肉松弛，在咳嗽、打喷嚏、大笑时容易出现尿失禁。老年男性因前列腺增生，常见排尿困难、排尿费劲、夜尿增多及尿潴留等。⑤运动系统：老年人常见骨质疏松、关节退化。全身骨痛也是常见的慢性疼痛之一，关节退化使老年人的活动明显受限，甚至容易发生跌倒。

 老年人心理上会有哪些方面的改变？

随着年龄增长、社会角色的转变，老年人的心理也会发生不同程度的变化，而这种变化往往容易被忽略。①性格改变：老年人由于躯体、社会生活的变化，会逐步倾向于以自我为中心，兴趣减少，社交退缩，有时会坚持己见，不易接受他人的建议和观点。②抑郁：可表现为兴趣爱好减少，情绪低落，思维迟缓，活动减少，寡言少语，自暴自弃等，需要加以识别并干预。③焦虑：可表现为紧张，心烦意乱，敏感易怒，频繁看病，有很多疾病症状却诊断不出得了什么病。④睡眠障碍：失眠多见，可加重躯体、心理方面的不适症状。

老年人的健康标准是什么？

2013年，我国制定了老年人的健康标准，有以下几个方面：①重要脏器功能（如心、脑、肺、肾等）并未随着年龄增长而出现明显异常，无重大疾病。②学会合理管理慢性病，如高血压、糖尿病、高脂血症等，各项指标控制在与其年龄相应的达标范围内，具有一定的抗病能力。③认知功能基本正常，能适应环境，乐观积极，自我满意或自我评价好。④能恰当地处理家庭和社会人际关系，积极参与家庭、社区和社会活动。⑤日常生活活动正常，生活自理或基本自理。⑥营养状况良好，体重适中，保持良好的生活方式。

 健康老龄化的定义是什么？

世界卫生组织对健康老龄化的定义包括2个方面的含义：一方面是老年的内在功能，另一方面是方便功能发挥的环境，即外在对老年人友善的环境。健康老龄化是内在能力（身体和心理能力的组合）和所处的外在环境（家庭、社会、政策）相互之间良好互动的结果。例如，需要坐轮椅的认知功能正常的老年人，能否完成日常工作、出门从事社交活动，还取决于生活环境中的资源，如无障碍的环境、交通设施等。

 您是不是一位健康老龄人，需要做哪些评估呢？

总的来说，健康老年人可通过客观检查和各种量表进行评估。评估通常需要专业人士，部分量表也可以自测。评估是否为健康老龄人，主要包括以下几个方面：①慢性病评估，如心肺肾等慢性病方面评估是否控制在合适的水平上。②老年相关问题评估，多采用各种评估量表和一些简单的测量等；评估内容包括日常生活能力、感觉功能、握力、步速、平衡能力、衰弱等老年综合征/老年相关问题。③精神心理评估，主要包括对老年人认知功能和情绪状态的评估。采用公认的量表进行认知功能、焦虑和抑郁的评估。④社会环境评估，从社会适应能力、社会支持、社会交际网络、社会服务、经济状况及社会需要等方面进行评估。

 为了维持和保证健康，老年人需要做什么？

非常重要的一点是，要以积极的态度认识老化和衰老。老年人需要做到以下几点：①合理膳食，均衡营养。②选择适合和适度的运动。③及早戒烟，限量饮酒。④保持良好睡眠。⑤定期自我监测血压、血糖等慢性病指标。⑥预防心脑血管疾病，关注脑卒中早期症状，及早就医。⑦重视视听功能下降。⑧重视口腔保健。⑨预防跌倒。90%以上的老年人骨折是由跌倒引起的。⑩预防骨关节疾病和骨质疏松症。⑪预防压力性尿失禁。⑫保持良好心态，学会自我疏导。⑬预防和及早发现阿尔茨海默病。⑭合理用药，防止滥用药物。⑮定期体检，应选择个体化的体检内容。⑯外出随身携带健康应急卡。卡上注明姓名、家庭住址、工作单位、家属联系方式等基本信息，患有哪些疾病。⑰积极参与社交和社会活动。

（汪雪萍　孙晓红）

第二章

老年人健康体检

 老年人没有不适感，需要体检吗，越查病越多吗？

病不是查出来的，而是本来就得在自己身上。很多时候是我们已经得了病而自己不知道，结果体检时被发现了。健康体检很重要的一个目的是早期发现、早期治疗，把疾病扼杀在"萌芽"状态。所以自我感觉没有不适感，也需要体检，很多疾病等到自己有感觉了，已是晚期或已对身体造成损害。例如，我们常说糖尿病的典型症状是"多饮、多尿、多食、体重减轻"（俗称"三多一少"），现在基本看不到了，大多数人都是在体检时发现血糖水平高而确诊。又如恶性肿瘤，如果能够早期发现，手术切除，往往可以达到根治；而等到肿瘤长到一定程度，出现症状了，很多已经丧失了根治的机会。

 体检项目越多越好吗？

当然不是越多越好，适合自己的才是最好的。老年人选择什么样的体检项目，最好听从专业医生的建议。一般来说，需要看老年人的健康状态如何，有什么样的风险，老年专业的医生会设计相对全面、适合老年人的体检内容。

如果老年人健康状态差，已经有了很多疾病，就更需要关注功能状态是否良好，是否有充足的营养摄入，是否会发生跌倒等危险的事件。这时做老年综合评估，关注老年人的功能、不适症状、发生意外的风险等，比做磁共振扫描（MRI）、计算机X线断层扫描（CT）等检查更重要。而且，健康状况差的老年人往往能够耐受的干预措施很少，如已经卧床不起的老年人，即使检查发现了疑似肿瘤，但由于健康状态差，也无法耐受后续的手术、化疗等治疗。确诊肿瘤的检查本身，如穿刺、使用对比剂的检查等，都有可能给老年人带来损害。

对于健康状况比较好的老年人，则可以根据其患病风险，安排适合的检查。如肥胖的人，更需要关注代谢指标。

 对于健康状况尚好的老年人，体检时做哪些项目比较合适呢?

现有医学研究已经证实的、适合体检检查的项目并不多。一般而言，状态较好的老年人，可重点检查血压、血糖、血脂、血尿便三大常规、一般的超声检查等。女性建议体检筛查乳腺癌、宫颈癌、结直肠癌，尤其是直系亲属中有确诊过类似肿瘤的；男性建议筛查结直肠癌。其他方面要根据个体风险由专业人士来判断，如长期大量吸烟的人，建议检查肺部低剂量CT，看看有无早期的肺癌（低剂量CT比普通CT接受的放射线少，更适合体检使用）；患有慢性肝炎、肝硬化的人，患肝癌的风险高，建议要定期检查肝脏。

 多长时间体检一次合适?

体检应该每年进行，根据具体检查情况，决定中间需要复诊的频率。需要注意的是，体检应该是一个连续的过程，就像良好的生活习惯一样，老年人要养成每年定期体检的习惯；体检的优点是早期发现问题、早期干预问题、维护健康、降低死亡风险等，只有连续规律的体检才能显现出这些优点，若5年或10年才体检一次是没有意义的，难以达到早期发现疾病、早期干预而获益的效果。

 体检后发现了很多问题，是不是已经病得很严重了？

　　老年人如果进行细致的检查，很可能会发现很多问题，但大多都是老化所带来的衰老改变，而非疾病，所以看到体检报告上写的很多问题也不要惊慌，是老化，还是疾病应当交给专业医生来解读。

　　很多体检检查所发现的问题是不需要干预的，只需要每年观察有无变化即可。例如，B超发现的结节、囊肿，如果医生确认是良性的，按医生建议的频率定期复查就行，不需要过度干预。

 体检后就没什么事了吗？

　　如果体检完全正常，当然就没事了，等到第2年再体检就可以了。如果发现了问题，需要向医生询问清楚，后续到底需不需要再进一步进行检查治疗。

　　需要注意的是，有时体检反映出来的不是疾病问题，而是生活习惯问题。例如，血脂水平高了一点点，血糖水平高了一点点，可能不能诊断为疾病，但反映的是风险，很可能是由不良生活方式导致的，所以要重视体检结果所传达的非疾病信息。医生会根据体检的检查结果来给予老年人适当的反馈和建议，包括生活方式、运动等，与诊治疾病同样重要。所以说，体检是健康管理的一部分，体检→干预→再体检→再干预，形成一个闭环，才能算是有效的健康管理。

（朱鸣雷）

第三章

老年人合理用药

随着人口老龄化程度加剧，约74%的老年人至少患有1种慢性病，50%的老年人患有3种及以上慢性病，约80%的75岁及以上老年人患有5种慢性病。对老年慢性病患者的调查显示，每个老人平均用药达11种。在这些数字背后，用药安全成了患者和家属或照护者"不下眉头、困在心头"的问题。用药安全不仅仅是医护的工作范畴，医疗过程也需要医患双方共同参与。作为患方及患方家属或照护者，为保证老年人用药安全，我们还能做什么呢?

 医生加用新药物时怎么办?

如果您的医生要给您加用新药，您应该告知医生：①您目前正在使用的药物。老年人往往服药较多，此时应该警惕用药重复及药物相互作用。向医生提供目前的用药清单有助于避免这些不安全事件。②您曾经有过的用药后的不良反应。若既往用药过程中出现过皮疹、瘙痒、哮喘、肝功能异常等不良反应，需要告知医生。

此外，您还需要知道：

1. 用药的目的。明确了用药的目的，才能够更加合理地使用药物。

2. 药物的使用疗程。每种药物根据其目的不同，疗程也有区别。对症用药可以根据症状情况停用，抗感染药物往往有固定的服用疗程，慢性病药物则需要长期服用。需长期服用的药物要定时开药续方。某些药物突然停用会出现不安全事件，因此停用药物前要咨询医生。

3. 服药剂量及使用时间。由于每个人具体情况不同，药物服用并不一定和说明书一致，因此需要明确医生是否将药物的剂量和服用时间写在了处方上。

4. 如果漏服药物怎么办。新加用药物时，可能容易发生漏服的情况，因此需要向医生询问漏服后如何补救，并非所有药物都需要补服，如主要控制餐后血糖的口服降糖药，补服有可能造成低血糖。

5. 何时复查调整。疾病的治疗不是一成不变的。有时医生需要在一段时间内对药物的疗效、副作用等进行评估，确定后续的治疗方案。因此，您需要明确何时再次预约复查。

 到底有没有青霉素过敏？

医生在询问病史时都会关注患者的过敏史，然而许多老年人不清楚药物过敏、药物不良反应以及皮试阳性之间的关系，甚至有人可能因"很多年前有过一次过敏"而直接告诉医生自己有过敏史，这样就失去了一些好药的应用机会。药物导致严重过敏的表现为应用药物之后出现严重皮疹、呼吸困难，甚至血压降低、晕厥等症状，引起严重过敏反映的药物不能使用。药物不良反应则多种多样，可能表现为腹痛、恶心、头晕等。过去的青霉素皮试试剂引起皮试阳性的发生率较高，与制剂工艺有关，也不能直接称为过敏。因此，当医生再次询问药物的过敏史时，请您描述具体的情况，让医生来判断。

如何正确看待说明书中的副作用？

说明书中有许多关于药物的重要信息，如药物的服用剂量、用药疗程、注意事项等。细心的老年人会在配药后仔细阅读说明书。但说明书往往又会列举众多副作用，让人担心。遇到这种情况应该如何看待？

1. 说明书罗列的副作用越详细，说明人们对这类药物的特性越了解。副作用的出现是有概率的，不是每一种副作用都会发生在您身上。另外，许多副作用是能够被觉察到的，如恶心、头晕、咳嗽等。

2. 一些副作用可以通过化验被发现，如肝损伤、肾损伤等。万一发生，也可通过定期监测的方法及时发现，进行药物调整。

3. 真正危及生命的副作用，如严重过敏等，是很罕见的。

因此，在说明书中读到副作用不用担心，最重要的是在治疗疾病的过程中保持对副作用的警惕，按照医生的建议做好化验监测。如果副作用出现，及时进行药物调整。

 忘记服药，该怎么办呢？

1. 在新处方药物时，应向医生询问若漏服药物该怎么办。

2. 忘记服药固然不好，但如果因为误认为自己没有服药而再次服用，就会有服药过量的危险。

3. 您可以准备一组药盒，把一周内每天该服用的药物都按顿提前放好。这样一来，有没有服用药物就一目了然了。有的药盒有提醒用药的功能，可以按照自己的需求进行选择，或请子女、朋友代为购买。

4. 家属及照护者需要定期检查老年人服药情况，有无错服、漏服、误服的情况。如果不放心让老年人独自服药，请为其提供服药帮助，必要时需要专科医生帮助判断老年人独立服药的能力。

5. 最重要的是，如果忘记服药的次数比较频繁，一周超过了2次，需要家属或照护者帮助您（请他们做吃药提醒并且把需要吃的药给您取好）。

 ## 复诊时如何向医生反馈服药情况？

有的老年人服药种类多，门诊时无法向医生快速说出目前用药的药品名称是很正常的。这时可以选择以下2个方法，让复杂的用药情况在有限的门诊时间中说得一清二楚。

1. 看病时带上所有目前服用药物的药盒。有的老年人会将药盒的正面用剪刀剪下，变为一叠纸板，这样既节省空间又方便。

2. 列用药清单。将药物名称、用法用量、什么时候开始服用、什么时候停止服用等信息都列在同一张表格中，同时也列上目前服用的保健品，这样医生就能全面掌握您的用药信息。药品名称建议记录通用名，通用名是药品的法定名称，是同一种成分或相同配方组成的药品在中国境内的通用名称。如阿司匹林就是通用名，而拜阿司匹灵则是商品名。商品名与药品的生产公司有关，同一通用名的药品可能有多个商品名。市售药品的商品名各式各样，医务人员难以熟悉所有的商品名，为了避免混淆，建议使用通用名。另外，药品名称中应该体现出药品的剂型，如片、胶囊、缓释片、肠溶片等，考虑目前特殊剂型药品种类较多，清楚标明药品剂型十分重要。药品规格一般指每一最小包装中药物的量，如1mg/片。若能够准确记录药品规格，每次剂量可以记录每次服用几片或几粒，若不能够记录药品规格，每次剂量就需要记录具体的药量，其主要目的是要准确掌握用药的剂量。

去医院不太方便，平时就在药房/社区卫生站开药，还需要定期正式评估用药吗？

由于人体的健康状况处在不断的变化当中，因此曾经的用药方案并不一定最适合现在的您。随着时间变化，有些老年人的药方也会越来越长。用药过多、用药不当、药物相互作用是老年人常见的不安全情况。很多老年人可能会自己服用保健品，一些保健品可能会影响目前用药。因此，我们建议您定期进行药物重整，即找熟悉您一般情况的医生进行目前用药方案的优化。若您的一般情况非常平稳，一年进行1～2次药物重整即可。年度体检是药物重整的好时机，您可以待体检报告完成后进行。若身体状况出现比较大的变化，如新确诊疾病、住院或疾病康复，也应适时进行药物重整。

服用多种药物是否会"互相干扰"？

老年人服用多种药物有可能会出现"互相干扰"。药物间的"互相干扰"称为药物相互作用。不仅药物与药物间存在相互作用，药物与食物间也会相互影响。相互作用的结果并非都会引起药效改变，但潜在风险的增加可能导致疗效降低或不良反应增加。药物相互作用包括药效学相互作用及药动学相互作用。在药效学相互作用方面，如华法林与阿司匹林合用增加出血风险。药动学相互作用可能发生在吸收、分布、代谢和排泄任何一个环节。例如，钙剂与左甲状腺素钠可形成不溶螯合物，导致两者吸收均下降。临床上，药物在代谢环节上的相互作用更受关注。例如，细胞色素P450酶是药物代谢最重要的酶，大部分药物通过P450酶的作用失活，从而进一步从体内清除。P450酶诱导剂使酶活性增强，降低经过该酶代谢药物的药效；而抑制剂增强经过该酶代谢药物的药效，增加不良反应风险。例如，克拉霉素与辛伐他汀合用，可能增加肌痛甚至横纹肌溶解的不良反应风险。这就是为什么要告诉医生所有目前服用的药物，好让其判断是否会出现不良反应。

 掰开药片、研碎药片、打开胶囊，这样的操作可行吗？

　　有些老年人吞咽功能较差，会把药片掰开研碎、胶囊打开服用，然而这样服药存在安全隐患。目前市售的特殊剂型药物越来越多，如缓释片、控释片、肠溶片等。这些剂型有的可以使药物在体内缓慢释放，减少服药次数；有的可以使药物在胃肠道内特定部位释放，避免药物在胃酸的环境中失活。若破坏药片、胶囊的结构，有可能导致药物快速全部释放，引起不良反应或导致药效降低。由于特殊剂型药物的制备工艺复杂多样，能否掰开药片、打开胶囊不能一概而论。服用这些特殊剂型药物前，需要仔细阅读说明书，若说明书中未明确是否可以破坏药片胶囊的完整性，建议咨询药师。

　　总之，大家都希望能得到百分百的安全。但我们需要知道，现代医学纵然再发达，也是有"疆界"的。当我们开始服药的那一刻起，大部分药物的风险就存在了。即使是百万分之一的风险，发生在个体身上，也是百分百的不良后果。我们能做的就是医患充分沟通，对各种药物的利弊有了全面而理性的认识后，选择"最为合适"的药物而不是"最好（最贵）的药物"。让我们共同遵守安全用药原则，与慢性病和谐相处，过有质量的老年生活！

（金　爽　李娇娇　闫雪莲）

第四章

老年人看病前准备

由于多数老年人患有不止1种慢性病，看病成为了老年人生活重要的一部分。在门诊大厅或急诊大厅中，常看到茫然无助的老年患者以及手足无措的家属，在诊室中不能讲清楚服药情况，也不带检查报告。当然，也有一些有条不紊、从容不迫的老年患者让医生称赞。您去就诊是属于前者还是后者呢？别急，请收藏这份老年人就诊攻略。

 老年人可以自己去医院看病吗？

在生活中，有些力不从心的老年人需要外出看病时，要评估老年人是否可以独立完成就医，可通过以下问题做出判断。

1. 最近2周，老年人是否可以独自乘车外出并安全地返回家中？

2. 老年人是否可以清楚地说出最近2周的服药情况及此次就诊的主要不适症状？

3. 老年人是否熟悉医院的挂号系统、就诊流程？

4. 老年人是否可以独立处理财务问题？

如果任一项老年人无法独立完成或完成有困难，则需要陪伴就诊。

因此，家属或照护者需要提前留好时间，做好陪同看病的准备。独居老年人可以求助于社区医疗或居家照护机构，或找专门的陪同就医服务人员或机构。

看病是一场"持久战"，您的"粮草"准备好了吗？

当前国家大力提倡分级诊疗，如果仅是定期取药或处置一些常见问题，可以在附近社区医院或二级医院就诊。但如果遇到复杂问题而必须要到大医院就诊时，则需要做好"打持久战"的准备。做好如下准备工作：

1. 预约挂号、就诊后预约复诊，可以有效节省看病等候时间。

2. 如果需要做空腹检查，糖尿病患者需要暂停降糖药或短效胰岛素，其他慢性病长期用药患者原则上不用停服药品，B族维生素等使尿液染色的保健品停服（必要时可咨询开单医生或检验医生）。

3. 如果预期就诊时间较长且老年人体力较差，可携带轮椅或简易椅以及糖果、饼干。

4. 如果老年人有视力障碍或听力障碍，要提前备好眼镜或助听器。

5. 如果老年人有尿失禁问题，征得老年人同意后，看病当天使用纸尿裤可以避免如厕不便（距离远、无座便器）。

 看病前如何准备病史资料呢？

看病的老年人中，常遇到两种极端患者："佛系"老年人和"激进"老年人。

1. "佛系"老年人就诊的常见误区

（1）反正需要复查，以前的化验不需要了。

错！过去的结果对于诊疗疾病非常重要，尤其是检查结果的变化。而且目前各医院互认检查报告，可减少重复检查。

（2）反正也要开药，以前的药不需要带了。

错！不同厂家的药品商品名称不同，规格也不尽相同。当出现新问题时，首先需要核查是不是药物不良反应。医生只有了解所有当前用药后才好开具用药处方。

（3）去看病就性命相托了，全交给医生了。

错！看病是一个医患共同决策的过程，患者此次就诊的主要问题和意愿很重要。一个问题的诊疗方法可以有好几种，各有利弊，医生、患者及家属共同参与决策，必要时可能需要召开家庭会议，才能制定最终的诊疗方案。

2. "激进"老年人就诊的常见问题

不夸张地说，有些老年人恨不得把10年前的化验单也要医生看一眼；几张纸写满所有的疾病和症状、网上查阅后的心得等。自己花了很多时间整理准备，但未必是医生想要了解的内容。

以下建议帮助您轻松选择提供哪些资料。

（1）提供既往的疾病诊断以及目前主要需要解决的问题。如果较为复杂，可以提前写在纸上。

（2）如果近期疾病比较稳定，就诊目的是慢性病管理及药物调整。提供最近3个月的糖化血红蛋白、肝肾功能、血脂等，最近2周的慢性病监测指标如血压、血糖、心率等。

（3）超声、CT等图像资料，如果近期无变化，可不必携带原片，携带电子化的图像或报告即可。

（4）如果为急性病，与此次发病相关资料都需要携带。无异常值的化验单也很重要。

（5）提供最近2周的用药情况，包括用药种类、剂量以及用药不良反应，这些对医生开具处方非常有帮助。如果不能够写出用药记录，带上上次开药的处方，或药品外包装是较为稳妥的办法。

去医院看病，您做好心理准备了吗？

随着年龄增长，各种各样的不舒服总会来敲门。一部分老年人会畏惧就医，即"讳疾忌医"；另一部分老年人却只看名医或者住院才能心安，认为"医院就是保险箱"。这两种想法都不对。

"用兵之道，攻心为上，攻城为下，心战为上，兵战为下。"老年人的健康不是无病，而是带病前行，保持健康生活方式、防治慢性病及其并发症、改善营养状态、重视康复训练，多管齐下，全人管理。目标是改善功能状态并提高生活质量。

一次就诊并不能解决所有问题。检查、治疗，需要多次就诊；慢性病管理需要定期随诊，调整用药。这些对患者和家属而言，在医疗花费之外，还包括人力成本和时间成本。就诊是否方便，就诊体验是否愉快等也是非常重要的问题。住院治疗只能解决需要在医院内才能处理的急性病情。住院可能会带来医源性问题，如院内感染、跌倒、制动引起血栓栓塞性疾病、活动功能下降等，衰弱老年人要避免不必要的住院、尽早出院。

因此，充分做好心理建设，对医疗以及疾病有理性认识，制定清晰且理性的就诊目标至关重要。

 应急预案准备好了吗？

老年人常会出现意外跌倒、急性腹痛、突发血压升高、肺部感染等需要急诊处理的情况。准备一套应急预案对于老年患者尤为重要。

1. 急诊电话999或120预存在手机内或粘贴在电话机旁边，并教会老年人如何使用。

2. 指定出现突发情况时的第一时间联系人，保证联系电话一直畅通，联系方式放在家里并随身携带。

3．准备急诊包，包括证件（身份证、医保卡）、病史资料和用药记录、常用药品、洗漱用品和换洗衣物等，放置到容易找到的位置，最好是照护者知晓的固定位置。

4．对于可能出现的急救情况，面临重要的决策，如是否心肺复苏、是否进ICU等，最好预先了解老年人的意愿。可完成预立医疗自主计划，指定医疗代理人（详情可参见第五十四章"预立医疗照护计划"）。

看病前做好充足准备，与病共存，身心相安，才有助于实现健康老龄化。

（李娇娇　刘晓红）

第五章

老年人合理运动

 哪些与运动相关的生理功能会发生改变?

随着年龄增长，老年人需要针对与运动相关身体功能的改变，选择适合的运动，以预防和延缓功能减退的发生。①骨骼方面：随着年龄增加，体内激素水平逐渐下降，影响钙、磷的吸收和沉积。表现为骨质疏松，骨的脆性增大，易发生骨折，这种现象在老年女性尤为突出。②骨骼肌方面：骨骼肌的最大力量在35～40岁达峰后逐年递减，同时伴随肌肉量减少、肌肉耐力及代谢能力减退、神经支配失调、结缔组织和脂肪增多等退行性改变。在不发生疾病和其他意外的情况下，骨骼肌衰退是渐进性的过程。③心血管系统方面：四肢血流量减少、动脉血压调节能力下降、动脉血管管壁厚等。吸烟酗酒、熬夜等不良饮食生活习惯，则会加速心血管功能的衰退。④其他：听觉、视觉、动觉等感知觉能力逐渐下降。同时，本体感觉功能和平衡功能下降，显著增加了老年人的跌倒风险。本体感觉是指肌、腱、关节等运动器官在不同状态（运动或静止）时产生的感觉，如人在闭眼时能感知身体各部的位置。

 每天都走 6000 步，这样的运动量够了吗?

每天保证一定量的体力活动是非常好的健康习惯。一个完整的运动计划，需要包含运动频率、运动强度、运动持续时间和运动方式。控制运动强度最简单的办法是，根据主观感觉的费力程度进行评分（表5-1）。1分相当于坐姿的费力程度，中等强度为4～6分，较大强度为7～8分，10分相当于竭尽全力。

走路（运动方式）属于有氧运动，建议老年人每周进行5次或以上（运动频率）的中等强度活动（运动强度），每日累计30～60分钟，并且每次至少持续10分钟（运动持续时间），每周累计150～300分钟的有氧运动。如果由于慢性病不能达到推荐水平，可以根据自身的能力和状况调整。

因此，单纯走6000步，不一定能达到最佳的锻炼效果，参考上述的锻炼原则，可以事半功倍。

表5-1　运动自评量表

评分	自我感觉
1	非常轻微 基本不费力，但比睡觉略多用力，类似于坐着的感觉
2～3	轻微 可以长时间保持这一状态。呼吸顺畅，可以自如交谈
4～6	中等 呼吸加深，仍可以进行简短的对话。感觉比较舒适，但可以感受到用力并具有一定挑战性
7～8	明显 介于舒适与不舒适之间。呼吸急促，仍可以说出一个完整句子
9	非常困难 难以维持这样的运动强度。明显呼吸急促，可以说出几个字词
10	力竭 几乎不能维持。呼吸困难，不能说话

年轻人才去健身房练肌肉，年纪大了，每天遛弯就够了？

加强肌肉力量，尤其是下肢力量，对老年人健康维持尤为重要。肌肉力量随年龄增长快速下降，尤其是50岁以后。通过合理的锻炼，肌肉力量可以保持甚至有所提高。可以说，肌肉力量训练在一生中都很重要，对老年人尤为重要。即使您已处于90岁的高龄，仍然可以进行力量训练。

肌肉力量训练对健康的益处：①减少关节炎相关的疼痛和残疾。②增加骨密度。③改善血糖。④改善睡眠。⑤提高平衡能力、预防跌倒。⑥改善心脏功能。⑦维持体重。

 怎样锻炼肌肉既安全又有效呢？

肌肉锻炼的计划包含运动频率、运动强度、运动持续时间和运动方式这几个方面。对于老年人，具体建议如下。

1. 频率。每组肌群（胸部、肩部、腹部、背部、臀部、腿和手臂）每周2～3次。两次相同的训练至少间隔48小时，因为一次有效的抗阻训练后，肌肉需要一定的时间来恢复。如果选择每天训练，应将训练的身体部位合理分配，让训练的肌群有一天的恢复时间（如周一、周三、周五练腿部，周二、周四练上身）（图5-1～图5-3）。

2. 强度。同一动作能连续完成8～12次重复，组间休息1～3分钟后再做一组，共进行2～4组。

3. 类型。可采取对抗自身重量的练习或使用哑铃、弹力带等小的辅助器具。对抗阻力完成动作即抗阻力量训练。

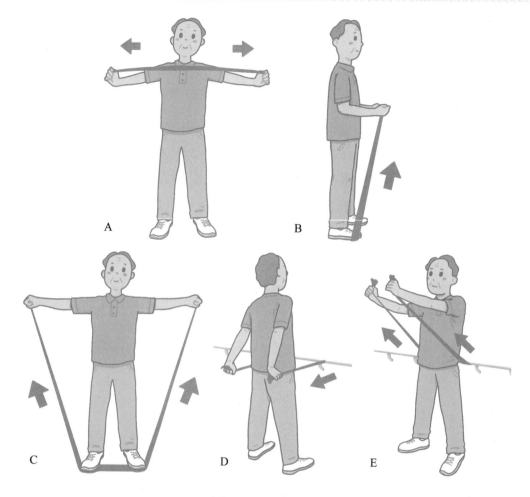

图 5-1　上肢锻炼

A．上臂与肩同高，握住弹力带做"扩胸"运动；B．踩住弹力带，上臂贴紧躯干，肘关节弯曲 90°，向上拉弹力带；C．踩住弹力带，肘关节伸直，两臂侧伸向上平抬至与肩同高；D．将弹力带固定在身体前方，肘关节伸直，两臂贴紧躯干，向后拉伸；E．将弹力带固定在身体后方，肘关节伸直，两臂贴紧躯干，向前上方拉伸至与肩同高。

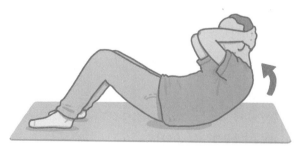

图 5-2　腰腹部及臀部锻炼

平躺于稍硬的平面，脚跟贴住平面，膝关节弯曲 90°，双手抱头，向上做"卷腹""起身"的动作，至"起不动"为止，不需要坐起。

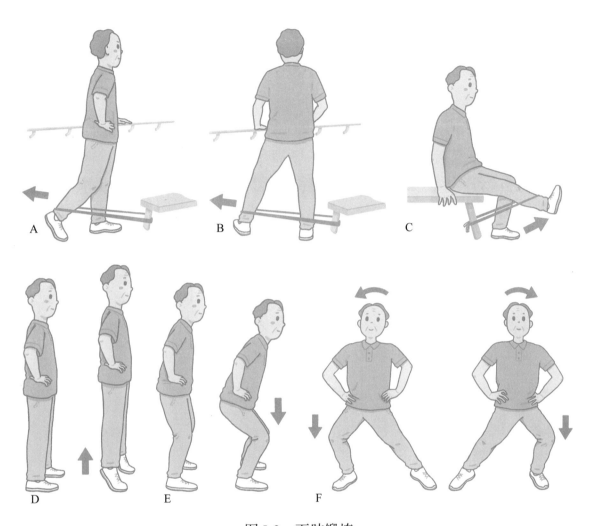

图 5-3　下肢锻炼

A. 将弹力带扎成"环状"，一端固定在与脚踝同高的位置，另一端套在脚踝上，膝关节不动，向后伸腿（手需扶稳以免跌倒）；B. 将弹力带扎成"环状"，一端固定在与脚踝同高的位置，另一端套在脚踝上，身体直立，膝关节伸直向侧方伸腿（双手扶稳以免跌倒）；C. 将弹力带扎成"环状"，一端套在椅子腿下端与脚踝同高，另一端套在脚踝上，坐在椅子上做"伸膝"抬小腿的动作；D. 双脚并排，与肩同宽，保持躯干直立，抬起脚跟做"垫脚"的动作；E. 双脚并排，比肩略宽，双膝微曲，保持躯干直立，做"下蹲"的动作；F. 双腿叉开站立，上半身直立不动，将身体重心侧移至一侧腿，膝关节弯曲，另一侧腿伸直，再将身体重心平移至另一侧，如此交替。

除有氧运动和力量练习外，还需要做些什么锻炼呢？

保持身体健康和维持良好功能状态的运动锻炼应包括4个方面：

1. 有氧耐力训练。除走路外，鼓励多参与各类活动，如园艺（种花、打扫庭院）、交谊舞或广场舞、有氧运动团体课、慢跑、游泳、骑自行车等；如果身体状况允许，爬山、网球、篮球等相对高负荷的运动也可以参与。

2. 力量训练。举重、伸缩绳、普拉提。

3. 平衡训练。单脚站立、走直线、"脚跟脚尖"走、太极拳。

4. 柔韧性训练。肩部与上肢拉伸、大腿、小腿伸展，以及瑜伽。

平衡训练和柔韧性训练对于老年人来说同样重要，有利于预防在日常生活中和运动中受伤，并且可以降低跌倒风险。

 听说运动可以预防骨质疏松，是真的吗？

这个说法是正确的。任何时候开始做有利于骨骼健康的锻炼都不晚，即使已经患有骨质疏松也来得及。为了预防和改善骨质疏松，可以选择负重锻炼。负重锻炼并不是前文所讲的抗阻力量训练，而是指由双腿负重的锻炼。进行负重锻炼时，骨骼和肌肉需要努力做功，以对抗重力以保持直立状态。骨骼在承担重量的同时，会不断进行自我加固。负重锻炼可以是低强度或高强度的。快走、慢跑、跳绳、打羽毛球都属于高强度负重锻炼。如果有严重骨质疏松，可能有骨折风险，最好选择低强度锻炼，如慢走、有氧操等。

一天中什么时间运动最好？

我们来看一下各个时间运动的优缺点。

1. 早晨运动。①由于整晚没有进食，晨起活动时，我们的身体主要由储能物质——脂肪来供能。所以早晨空腹运动可以消耗更多的脂肪。但运动不宜剧烈，尤其是有血糖问题的老年人，要警惕发生低血糖。②清晨的运动可以提高一天的代谢水平，改善日间的精神状态。但需要保证足够的睡眠，形成规律的生活节奏，以免为了早起而早起，使身体产生积累性疲劳。

2. 晚上运动。①在运动后的1～2小时内，身体的疲劳会逐渐反映出来，这段时间非常适合入睡。但要注意避免剧烈运动，反而会影响入睡。如果运动后出现睡眠障碍，是运动过量的一个重要提示。②晚上运动对控制体重同样有效，因为减重的主要原因是消耗大于摄入，无论什么时间运动产生的消耗能量都是类似的。

所以，选择哪个时间做运动是因人而异的，不必拘泥于时间，能够坚持的才是最好的。

 哪些情况下不能运动？

对于任何年龄段和不同身体条件的老年人来说，都应循序渐进地开展体育锻炼。没有锻炼经历的人，从简单的低强度运动开始更安全，根据自身状况逐渐调整运动量和运动强度。如果存在以下情况，建议在运动前向医生咨询：①新出现的不能解释的症状。②胸痛。③心律不齐、心动过速或心悸。④严重的呼吸急促。⑤存在各类感染类疾病并伴有发热。⑥肢体血栓。⑦存在疝气并伴随不适。⑧足部或踝关节慢性疼痛。⑨患有眼部疾病或经历过眼科手术。

⑩严重的心血管、肺部基础疾病。

 我不是专业运动员，需要专业运动设备吗？

　　对于大多数运动来说，不需要专业的运动服，舒适、透气的衣物即可。如果计划每周进行2次以上的规律锻炼，建议选择一双好鞋。选择鞋的时候要牢记以下几点：①根据运动类型选择鞋子，步行、慢跑、打球都需要相应的运动鞋。②对于老年人，选择鞋底防滑并且薄厚、软硬适宜很重要，在足弓处和足跟提供稳定的支撑，给足趾提供足够的空间。③随着年龄的变化鞋码也会变化，让鞋去适应足比让足去适应鞋更重要。④一双鞋平均在使用500～600km后就需要更换，一旦发现鞋底明显磨损，或感觉不舒服或支撑性降低，就应该换新鞋了。一些小工具如心率表、计步器、弹力带、小哑铃等，是保障科学有效锻炼的好帮手。

（赵肖奕）

第六章

老年人合理膳食

 老年人要不要好好吃饭呢?

"好好吃饭"对老年人来说绝不是一句空话。因为老年人咀嚼、胃肠动力、消化吸收等生理功能本来就有所下降,如果吃不好,特别容易出现营养问题。国外研究显示,约15%的社区及居家老年人存在营养风险,而62%的住院患者中存在营养风险。国内研究显示,近50%的老年住院患者存在营养风险。

 老年人不好好吃饭的常见原因有哪些?

常见原因有:①饮食不规律,不想吃饭。②做饭有困难,缺乏照顾者。③奶制品摄入不足。④蔬菜、水果摄入不足。⑤食物不卫生。⑥患有消化道疾病,不想吃、吃不下、吃不多。⑦药物的影响,药物本身或吃药太多,影响食欲。⑧抑郁或孤独,不想吃饭。

 如何简单判断是否需要专业的营养干预呢?

下列的内容如果符合1条及以上,建议去看老年医学科医生或临床营养科医生：①进食明显减少。②3个月内非意愿性体重下降超过5%或体重下降3kg。③6个月内体重下降超过10%或体重下降5kg。④体重指数＜20kg/m^2。

 进食量有所减少，但无体重减轻，是否需要注意营养问题？

答案是肯定的。无论什么情况，老年人都应该关注营养问题。没有体重减轻，只能显示近期的营养状况还可以。任何时候老年人对营养问题都不能大意。有时虽然体重变化不明显，但因营养不均衡，特别是蛋白质摄入不足，部分老年人可能出现肌肉减少、脂肪增多的情况，这也需要引起老年人的重视，要小心肌少症的可能性。老年人需要均衡合理的营养膳食。

 关于合理营养，有没有专业的、权威的指南呢？

对于老年人而言，充足的能量和蛋白质摄入是合理营养最重要的保证。那么怎样保证摄入足够的能量和蛋白质呢？中国营养学会的膳食指南建议均衡饮食。要有碳水化合物的摄入；也要有肉、蛋、奶等蛋白质的补充。蔬菜、水果也别落下，还要注意饮水。每日应均匀摄入谷薯类，蔬菜、水果类，肉、禽、鱼、乳、蛋、豆类，油脂类，共4大类食品，不绝对偏好哪一种食物，搭配合理。应做到主食粗细搭配，副食荤素搭配。

口味稍微重一点，有没有关系呢？

膳食指南建议，每天食盐食用量应该不超过6g，对于伴随高血压、高脂血症和糖尿病的老年人而言，控制每日盐的摄入量尤为重要。值得注意是，不仅是食盐，其他的高盐食物，如咸菜、酱腐乳等，都要注意适量食用。

 炒菜不让用动物油，那多用点植物油，行不行？

动物油中含有较高的饱和脂肪酸，不健康，应少用。但植物油也不是越多越好，膳食指南推荐每人每天食用量为25～30g（2～3汤勺的量）。对于高血压、高脂血症和糖尿病的老年人而言，要严格控制摄入量。

花生、核桃等硬果类含有丰富的营养物质，不能吃太多。大约15粒花生米或30粒瓜子及2个核桃就相当于10g油脂。吃了坚果，您炒菜倒油时候，手还要收一收呀。

 十几种杂豆的粗粮饭，是不是更好呢？

主食是膳食中能量的主要来源，谷类食物是碳水化合物的主要来源，其他淀粉类食物如土豆、山药、芋头、粉条、凉粉等含有的碳水化合物也较多；提倡适当用粗杂粮，如玉米面、荞麦、燕麦等代替部分米面，由于它们容积大，饱腹感强，会降低总进食量，可能对控制血糖、血压和血脂有利。

不建议完全用粗粮，以免造成腹胀、腹泻等不适症状。选择粗粮时尽量采用粗粮细做或粗细粮混合的方法。

粗粮和杂豆的蛋白效价略低，且嘌呤含量略高，慢性肾功能不全或高尿酸血症者，应该少吃粗粮杂豆，否则会加重肾损害和升高尿酸水平。

 年龄大了，担心血脂高，不敢吃肉喝奶，行不行？

老年人还是要注意肉、蛋、奶等蛋白质的摄入，摄入不足要小心肌少症，出现肌肉减少、肌力衰退和活动能力下降。食物中的鸡、鸭、鱼、虾、猪、牛、羊肉、蛋、豆及豆制品等都可选择。牛奶及奶制品含有较多的钙和维生素B_2，最好每日选用250～500ml；对于有乳糖不耐受的老年人，可多选择舒化奶、酸奶或奶酪等发酵乳制品。大豆及豆制品中含有较多的优质蛋白及植物营养物质，在为老年人补充优质蛋白的同时不容易引起高脂血症及冠心病等心血管疾病，但大豆相对不易于咀嚼及消化，可为老年人选择豆腐；深加工的豆制品含有较多的油和盐，在选择时应加以注意。

出于对心血管系统健康及易于咀嚼的考虑，老年人首选的肉类为鱼类和禽类等白肉；但由于红肉及内脏含有更多的铁质，可以考虑每周吃2～3次红肉。可以每天吃一个鸡蛋。

 如何选用蔬菜更健康？

在蔬菜选择上，一方面要够量，建议每天500g左右；另一方面要注意种类，不要过于单一。常见的叶类、茎类、瓜类蔬菜可以任意食用；含粗纤维多的蔬菜适量选用，因为摄入过多可能会增加咀嚼困难和引起腹部不适。

 老年人多吃点水果，有问题吗？

水果好吃且营养丰富，膳食指南建议每天200g左右。种类不要求复杂，简单方便为宜。吃的时机，建议在两餐之间食用。如果合并糖尿病等疾病，要根据血糖情况酌情选择。

 如果不口渴，是否也应当定时饮水？

随着年龄增加，渴感中枢的敏感性下降，使老年人容易缺乏渴感。老年人便秘常见的原因之一就是饮水量不足。保证充足的饮水是必要的。每天饮水量宜1000～1500ml，分次饮用。为了避免起夜，影响睡眠，尽量避免晚上或睡前大量饮水。

 老年人餐食需要注意哪些方面？

考虑到老年人咀嚼能力的变化，饭菜宜煮得软烂一些。可根据需要把肉类食物加工成丝或肉饼，吃鱼宜选取刺少的品种和部位，蔬菜可选用嫩叶、切小块。

烹调最好多采用不用油且温度较低的烹调方法，如焖、炖、蒸、煮、氽、拌等方式，少用煎、炸、烟熏或明火烧烤的烹调方法，不宜过多使用油、盐及刺激性调味品等。

尽可能选用新鲜原料，少用腌制食品，如咸菜、咸鱼，少食含防腐剂的肉类食品，如腊肠、腊肉、火腿肠、午餐肉等。

 ## 如何合理安排餐次？

合理的餐次安排很重要。一是用餐时间尽量固定。这样有利于养成良好的生活习惯，很多老年人，尤其是独居者，往往嫌麻烦，饥一顿饱一顿，不利于健康。二是最少保证三餐，如早餐2/5热量、午餐2/5热量、晚餐1/5热量的方式分配。三餐之外，上午或下午可以有个小加餐，如水果、酸奶或坚果等。

 ## 如何采用简便的方法判断进食的量？

在日常生活中，我们可以采用几个判断食物量的小技巧，准确性可能稍差一点，但简单方便。下面这首顺口溜，可供您参考。

两到三勺植物油，酱醋不超5g盐；手掌大小一块肉，大致二三两；鸡蛋一个可以有，牛奶半斤不嫌少；两餐之间吃水果，网球大小刚刚好；双手并拢来一捧，叶菜正好够一斤；主食更是不能少，每餐拳头般大小；馒头米饭和玉米，蒸煮软烂好咀嚼；这些内容您参考，吃个八分饱更好。

（康军仁）

老年人常见慢性病

第七章

老年人患病特点

 常言说"年老、体弱、多病"，三者有什么关系呢?

随着年龄增加，个体从细胞到器官、脏器系统都会出现变化，如老花眼、白发、肌肉萎缩等，器官功能储备减少，抗打击能力变弱，这个过程称为衰老，是一种普遍的、逐渐进展的、不可避免的、难以逆转的自然现象。衰老并不是一种疾病，但与慢性病的发生和发展有关，多数的慢性病都是年龄相关性疾病，也就是老年病。每个人的衰老速度不一样，衰老进程快就更容易患病；慢性病也会加速衰老，纯生理性衰老和疾病叠加，导致器官功能减退，身体活动功能减退，导致身体出现虚弱表现，如走路慢了、容易疲劳等。因此，造成了"年老、体弱、多病"的现象。生活方式、周围环境以及医疗水平都会影响健康状态，我们不能避免衰老，但抗衰老的生活方式可以延缓衰老和罹患老年病，很多老年人实现了"无龄"甚至"逆龄"。虽然老年人带病生存成为常态，但却可以努力避免体弱。

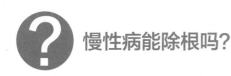 **慢性病能除根吗?**

慢性病指发生形态学改变或影响功能、需要治疗时间超过1年的疾病,多数非感染性慢性疾病都是老年病,如糖尿病、肥胖、高血压及心脑血管疾病。脑卒中是主要的致死、致残疾病;退行性病变如老年性痴呆、帕金森病、骨关节病,会影响日常活动。大约半数老年人患有3种及以上慢性病,医疗技术进步也可使得如不能切除的肿瘤这类过去生存期很短的疾病变成一定程度的带瘤生存。所以,慢性病是难以通过医疗手段治愈的。

1. 转变心态。现有医疗技术可尽量控制疾病平稳,避免造成器官功能损害。不要轻信那些声称能够治愈慢性病的广告,要有与病共存的心态。

2. 自我管理。①风险可防:在影响健康寿命的因素中,60%是生活方式不健康。如果能够保持健康的生活方式,如均衡饮食、多运动、戒烟限酒等,就能把防控慢性病的主动权牢牢掌握在自己的手中。②疾病可控:慢性病的损害都是长期累积的,定期体检,规律用药,指标达标,是控制慢性病的最好办法。

3. 治疗目标。应更关注内在功能,包括体力和脑力。有几种病不可怕,只要控制平稳,平时能走能跳,生活自理,也能很好地享受生活。

 老伴大病没有,小问题不少,要劝他(她)去看病吗?

所谓"小问题"如果是医生所说的老年综合征,那就需要重视了。老年综合征是老年人特有的、多种因素所致的一组综合征。常见的老年综合征有:视力障碍、听力障碍、失眠、营养不良、肌少症、抑郁、焦虑、便秘、尿失禁、跌倒和衰弱等。老年综合征会导致许多严重不良后果，如：①跌倒可能会引起骨折、颅内损伤、下肢深静脉血栓、肺炎等。②尿失禁会造成社交疏离、皮肤破溃，极大地降低了生活质量。因此，需要患者和医生共同关注。老年综合征是衰老、疾病、环境、社会支持及医疗等多因素相互叠加、互相作用的结果，看专科门诊难以解决问题，需要做筛查-评估，积极处理那些可纠正的因素。如果您的老伴有类似小毛病，一定要寻求家庭医生或老年科医生的帮助。

 我和老伴要是以后生活出现不方便该怎么办？

衰老、慢性病和老年综合征等都可能使老年人内在能力下降，逐步失去自我照顾的能力。因此，老年人除需要做好慢性病和老年综合征的管理外，还应该特别关注维护功能。当您无法自己出门买菜、做饭、理财、乘坐交通工具、打电话、服药的时候，便不再适合独自居住了。若您无法独立完成穿衣、吃饭、如厕、洗澡、洗漱等，就需要有人照顾了。这样的状态称为失能或部分失能，是老年人内在功能受损和外在支持不足的结果。活动困难的老年人可以借助辅具行走，如电动轮椅（需要培训）、助步器、扶手等；也可选择居家照护者，或入住养老机构。在自己能力下降时及时寻求外界支持，并不是一件不好意思的事，而是最有智慧也是最安全的选择。

 如何避免功能下降？

人是一个有机的整体，我们需要维护内在能力（身体、精神心理）。①身体方面，控制慢性病、防治老年综合征，并且保证营养，积极运动，还需重视视力、听力等感觉功能的保持。②精神心理方面，调整自身情绪，善于表达自己的感受，有焦虑、抑郁时及时寻求帮助；维持活跃的脑力活动，注意有无记忆力下降。此外，获得充分的社会家庭支持对于高龄、衰弱老年人也非常重要。维持良好的社交圈，无论是社区、家庭、邻里或朋友，都是您实现成功老龄化的助力。

（刘　硕　刘晓红）

第八章

老年人高血压

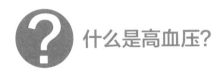 什么是高血压?

血压是指血液在流动时对血管壁产生的压力。一般可以用两个数字来描述血压。第一个是收缩压,即"高压";第二个是舒张压,即"低压"。一般而言,在未使用降压药物的情况下,当日常的收缩压超过140mmHg,或舒张压超过90mmHg,就可能是高血压了(图8-1)。早期的高血压可以没有任何症状,但需要引起重视。对于曾明确诊断高血压且正在接受降压药物治疗的患者,虽然血压＜140/90mmHg,也应诊断为高血压。

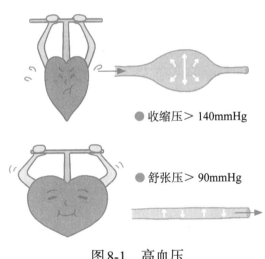

● 收缩压＞140mmHg

● 舒张压＞90mmHg

图8-1　高血压

 如何诊断高血压? 我在医院量了一次血压发现血压高,是不是就得了高血压?

正常的血压会有一定的波动,如有些人进医院见到医生,血压就会升高,我们称为"白大衣"高血压。这种由紧张或生气、焦虑、运动、压力大、睡眠欠佳等因素引起的血压升高，基本都是临时性的，往往在去除诱因后血压就可以恢复正常。所以不能依据一次血压增高来诊断高血压。需在安静状态下，最好是在家中的环境下，不同时期重复测量血压3次以上；24小时的动态血压监测，也有助于判断是否真正有高血压。如果血压持续超过140/90mmHg则可诊断为高血压。所以，如果发现血压多次升高，需要及时去医院就诊确认，看看是否有诱因引起血压升高，是原发性高血压，还是继发于其他疾病的高血压。

 高血压需要治疗吗？没有感觉还需要吃药吗？

　　早期的高血压可以没有任何症状，但时间长了，会导致动脉硬化、血管狭窄，不同脏器部位的动脉硬化，可以表现为不同的疾病。

　　1. 心脏。高血压病是引发冠心病的主要危险因素之一；高血压患者患冠心病的危险是正常人的2～4倍。长期高血压会导致心力衰竭，高血压患者发生心力衰竭的危险性至少增加6倍。

　　2. 脑。高血压使脑血管狭窄，可造成脑部动脉血管阻塞，引起脑缺血和脑梗死。长期高血压的作用，还可使脑血管变脆，容易破裂发生脑出血。

　　3. 肾。长期高血压会使肾功能逐步减退。

　　4. 眼。眼底动脉硬化可导致眼底出血，导致视力下降，甚至失明。

　　因此，在发现高血压后，医生往往会安排一些其他的检查，目的是评估相应的器官有无损害，再决定是否需要额外的治疗。

诊断了高血压该如何治疗呢？降压药需要长期吃吗？血压正常还用吃吗？

高血压的治疗不仅仅是吃药，还需要考虑多方面的内容。

1. 调整生活方式。高血压的治疗需要改变不良的生活方式。即使服用降压药物，生活方式的调整也是必需的。一般而言，改善饮食结构，减少动物性食物、少食含脂肪高的红肉，代之以含蛋白质较高而脂肪较少的禽类和鱼类；减少盐的摄入，建议每人每日不超过6g盐；应增加含钾、钙高的食物，如绿叶菜、鲜奶、豆制品等；降低体重和戒烟戒酒；增加有氧运动；保持心情愉快，减轻精神压力。

高血压的治疗还需要定期监测血压，以判断治疗效果、监测有无新出现的问题，切忌以自我感觉来估计血压的高低，或没有感觉就不测血压。

2. 药物是目前最为有效的治疗高血压的方法。抗高血压药物通常会服用很长时间，甚至是终生服药。一般建议服用长效的降压药物，也就是每天服用一次的降压药，有助于保持血压的平稳。在服用降压药物后血压正常，需要持续用药来维持，不可擅自停药，突然的停药有可能造成血压反跳而发生危险。降压药物有很多种，一般先服用一种药物，如果效果不佳，医生会根据情况增加药物种类，以达到最佳的降压效果。

 老年人的血压控制有什么特别要注意的吗？

1. 老年人的降压治疗应在医生的指导下缓慢进行，应让血压缓慢下降，避免突然的血压骤降。一般可采用分阶段降压，首先使用小剂量的降压药物，将血压降至略高的水平，如＜150/90mmHg，待老年人耐受后，再进一步调整目标，将收缩压降至140mmHg以下。切不可为了让血压快速正常而服用大量的降压药物，长期血压升高时血压骤降，反而容易发生危险。

2. 对于高龄、衰弱的老年高血压患者，血压过低反而影响脏器的灌注，因而医生常常会根据老年人具体情况，把治疗高血压的标准放宽。有时即使"高压"超过了140mmHg，也不一定要治疗。对于老年人个体，血压到底控制到多少合适，需要由医生根据老人的具体情况来决定。"低压"过低也会出现灌注不足的表现，一般不要低于60mmHg。

3. 老年人的血压更容易发生波动，突然地升高或降低容易诱发心脑血管意外，造成头晕、跌倒等风险，所以更应该重视。除需要调整生活方式外，还应注意避免情绪过于激动、剧烈的活动、紧张、焦虑等因素造成血压的突然升高。此外，便秘、憋尿等因素，也会造成血压升高，应注意避免，及时治疗便秘。

有两种特殊的情况，直立性低血压和餐后低血压，是老年人比较多见的血压波动；这种血压过低，在高血压的老年人中也可以见到，也需要注意。

直立性低血压是患者由卧位转化为直立位后，在3分钟内收缩压下降≥20mmHg和/或舒张压下降≥10mmHg。因为血压快速下降，容易发生头晕、乏力、晕厥、跌倒等问题。有这种情况的老年高血压患者，一方面医生会选择适合的降压药物、调整给药时间，缓慢进行降压治疗，甚至适当放宽降压标准；另一方面老年人在起身站立时动作应缓慢，在夜间休息时可适当抬高床头10°～15°，睡前2小时内避免饮水（减少突然起夜导致头晕、跌倒的风险）。直立时穿弹力袜可起到一定改善作用。

餐后低血压指餐后2小时内收缩压较餐前下降≥20mmHg；或餐前收缩压≥100mmHg，而餐后＜90mmHg；或餐后血压下降未达到上述标准，但出现餐后脑灌注不足的症状，如头晕等。对该类患者，可采用餐前进水、少食多餐、减少碳水化合物摄入等方法来减少餐后血压下降的程度，同时适当减少餐后的活动。医生也会调整降压药物，避免餐前血压过高（避免餐后血压过度下降）。一些药物，如α-葡萄糖苷酶抑制剂、咖啡因、瓜尔胶等可能会减少餐后的血压下降，但疗效尚需进一步验证。

4．老年人的动脉弹性差，容易出现脉压大的情况，收缩压很高，舒张压却很低。医学上把舒张压正常、收缩压超标的情况称为收缩期高血压。在治疗时，需要同时兼顾收缩压和舒张压。原则上，应使用适合的、小剂量的药物，逐步降低收缩压，同时监测舒张压，避免舒张压低于60mmHg，选取一个适合的"折中点"。

5．老年人往往已经服用了多种药物，应警惕服用多种药物所带来的风险和药物不良反应。虽然联合用降压药进行降压治疗是安全的，但一定要告知医生自己目前所服用的所有药物，由医生来选择适合的降压药，避免重复用药和不适当用药。

（朱鸣雷　张　宁）

第九章

老年人冠心病

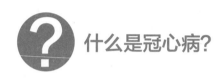 什么是冠心病?

　　冠心病是心脏的冠状动脉发生粥样硬化,引起血管严重阻塞或闭塞,导致心肌缺血或坏死的心脏病。心肌发生缺血就是我们所说的心绞痛;发生心肌坏死就是俗称的心肌梗死。医学上根据冠心病的发病特点和治疗原则,将冠心病分为稳定和不稳定两大类。

　　1. 稳定性冠状动脉疾病。包括稳定型劳力性心绞痛;经过治疗已经稳定的冠心病患者;辅助检查提示有心肌缺血,但无明显症状的患者。稳定型劳力型心绞痛发生的病理基础,大多是在冠状动脉固定性严重狭窄的基础上,由于心肌负荷增加(如剧烈运动)引起心肌暂时缺血所导致的症状,在心肌负荷减少(如安静休息)或供血改善(如使用硝酸甘油)后,症状往往可以缓解。

　　2. 急性冠脉综合征。是一组由急性心肌缺血引起的临床综合征,主要包括不稳定型心绞痛、非ST段抬高心肌梗死、ST段抬高心肌梗死。一般认为,不稳定斑块破裂或糜烂导致冠脉内血栓形成,是大多数冠脉综合征发病的主要病理基础。急性冠脉综合征需要去医院马上接受治疗。

 冠心病有什么症状?

　　冠心病的典型症状是胸骨后或左胸部压榨性疼痛或憋闷感觉;

由于发生缺血部位的不同，有时疼痛会向左肩部、背部放射而表现为肩痛和背痛，甚至可以向腹部、口腔放射，而表现为腹痛或牙痛（图9-1）。所以冠心病患者，或有风险因素的患者（高血压、高血糖、高血脂的患者，长期吸烟者，有冠心病家族史者）出现上述症状应该警惕，及时就诊。

老年冠心病患者有时上述症状不典型，可没有典型胸痛，甚至无症状，或者仅表现为恶心、呕吐等胃肠道症状，甚至只是乏力、食欲减退、活动减少等不典型症状，更需要细心观察，及时发现老年人的异常。

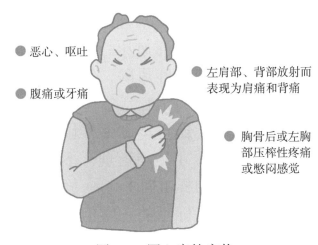

● 恶心、呕吐

● 腹痛或牙痛

● 左肩部、背部放射而表现为肩痛和背痛

● 胸骨后或左胸部压榨性疼痛或憋闷感觉

图9-1　冠心病的症状

 冠心病该怎么诊断？心电图有变化就是冠心病了吗？

冠心病的诊断需要由专科医生根据患者的症状、风险因素、相应的辅助检查结果来综合判断。单纯心电图的变化，如ST-T改变，只是心脏电活动的一个反应。任何影响心脏电活动的因素，都可以造成ST-T改变，除冠心病外，高血压心肌增厚、心肌炎、电解质紊乱、药物、功能性原因等都可以引起ST-T改变。因此，心电图的ST-T改变，也需要医生结合患者的具体情况和其他检查来判断。

 冠心病该怎么治疗？都需要"放支架"吗？

所有的冠心病患者都需要调整生活方式：包括戒烟、控制体重、适当的体育锻炼（需要在专业人员指导下进行）、限制饮酒、减少钠盐摄入、增加新鲜蔬菜水果摄入等，此外，还需要注意发现并纠正睡眠呼吸暂停（睡觉打呼噜导致呼吸暂停、身体缺氧）等。

冠心病的药物治疗需要由医生来开处方。一般是针对冠心病本身和相关的风险因素，包括控制高血压、高血脂、高血糖等。医生会根据患者的具体情况判断获益和风险，给予血管紧张素转换酶抑制剂、抗血小板治疗及抗心绞痛治疗等。降胆固醇的药物（他汀类降脂药）不仅可以降低血脂，还对动脉粥样硬化有治疗效果。用药后要注意定期随访复查，达标才是硬道理；不同患者情况不同，治疗目标、适合的药物、达标的标准都是不一样的，所以不要盲目比较别人的指标、或只看化验单标示的正常值，也不要未经医生而使用周围人（病友）推荐的药物。

"放支架"是使用介入治疗的方式，将发生狭窄的冠状动脉血管"支撑"起来。稳定性的冠心病，如果药物治疗有效，可以不用放支架。但如果药物治疗效果不好、症状反复发作，甚至症状越来越重，就要考虑是不是要"放支架"了。当然"放支架"并不能一劳永逸地解决所有问题，即使"放了支架"，前面所说的药物治疗也是不可缺少的。部分患者冠状动脉血管狭窄的部位比较特殊、或有多发部位的严重狭窄，则不适合"放支架"，可以考虑冠状动脉旁路移植手术（俗称"搭桥手术"）。

对于急性冠脉综合征，由于是动脉硬化斑块的破裂、血栓形成，普通的药物难以直接奏效，而且往往比较紧急，尤其是心肌梗死，大多需要采取介入的手段来"打通"血管。早期"打通"血管（在出现症状的12小时之内），常常可以避免心肌的缺血坏死，从而避免后续发生心力衰竭、心律失常等更严重的问题。如果没有条件做介入，还可以考虑药物溶栓治疗，但对于老年人，溶栓的出血风险很高，还是应该首先考虑介入治疗。

 "放支架"和冠状动脉造影是一回事吗？做冠脉 CT 也可以看冠状动脉，还需要做造影吗？

冠状动脉造影是一个检查的手段，是应用特制的导管，经外周动脉（股动脉或桡动脉）送到冠脉狭窄处，从导管打入造影剂，在透视下，就可以看到血管狭窄的程度，更重要的是可以看到狭窄部位的血流情况；虽然冠脉CT可以看到血管的狭窄，但看不到血管内的血流，就像河道变狭窄了，但水流不一定受影响，所以即使CT发现了冠脉有狭窄，还是不能确定血流是否受到影响，所以还需要冠状动脉造影来进一步确认。"放支架"是冠状动脉介入治疗的一个手段，冠状动脉造影和"放支架"都是采用介入的手段来进行，一般冠状动脉造影在前，通过造影确认狭窄部位和血流情况，再决定是否有必要"放支架"。

 冠心病可以预防吗？

冠心病是可以预防的，采取健康的生活方式：低脂、低胆固醇饮食，戒烟限酒，适合的体育锻炼，控制体重，积极良好的心理状态，可以减少冠心病的风险因素，从而减少冠心病的发生。

冠心病的风险因素包括"三高"——高血压、高血脂、高血糖，这些问题一方面可以采用健康的生活方式来预防，另一方面可以通过体检发现，并可以使用药物控制。其他的冠心病风险因素包括吸烟和肥胖。及时、有效的控制这些危险因素，就可以大大地降低患冠心病的风险。

对于老年人而言，健康的生活方式和必要的药物治疗同样可以预防冠心病，或者防止冠心病加重。

（朱鸣雷　张　宁）

第十章

老年人高脂血症

 什么是血脂和脂蛋白? 哪些指标升高就是高脂血症了?

血脂是血清中的胆固醇、甘油三酯和类脂（如磷脂）等的总称，与临床密切相关的血脂主要是胆固醇和甘油三酯。血脂不溶于水，必须与特殊的蛋白质即载脂蛋白结合形成脂蛋白才能溶于血液，在血液中转运进行代谢。低密度脂蛋白（LDL）：其蛋白的颗粒中含胆固醇约50%，是血液中胆固醇含量最多的脂蛋白，故称为富含胆固醇的脂蛋白，其作用是把胆固醇运送到外周组织，是形成动脉粥样硬化的主要成分。高密度脂蛋白（HDL）：其作用主要是将胆固醇从周围组织（包括动脉粥样硬化斑块）转运到肝进行再循环或以胆酸的形式排泄。临床上用低密度脂蛋白胆固醇（LDL-C）和高密度脂蛋白胆固醇（HDL-C）来反映上述两个脂蛋白的含量。从低密度脂蛋白和高密度脂蛋白的作用机制可以看到这两种脂蛋白的作用是相反的，这也是我们把低密度脂蛋白胆固醇称为"坏胆固醇"、高密度脂蛋白胆固醇称为"好胆固醇"的原因。临床中常常把低密度脂蛋白胆固醇的数值变化作为判断降脂治疗是否达标的标准。

临床上根据血脂水平升高的类型不同，可以分为高胆固醇血症、高甘油三酯血症，以及两者水平都升高的混合型高脂血症，三者通称高脂血症，再加上低高密度脂蛋白胆固醇血症，一共有4种类型的血脂异常。

血脂水平高有什么不好？没什么症状就不用管吧？

摄入过多的高脂肪、高热量的食物，而又缺少运动，就会造成血脂水平升高。很多人并不把自己的血脂水平高当回事，也不进行治疗。然而，血脂异常是冠心病、心肌梗死和缺血性脑卒中等心脑血管病的重要危险因素。高血脂通常没有任何症状，甚至有人直到发生心肌梗死或脑梗死时，才发现自己有高脂血症。而且血中甘油三酯水平过高还可以诱发胰腺炎。因此，一方面，需要定期体检，明确自己有无血脂水平升高；另一方面，一旦发现血脂水平升高，要积极地进行干预。

 血脂水平升高，少吃、运动、减肥就可以吧，需要吃药吗？

常见的高脂血症大多是由不良的生活习惯、饮食不当造成的。因此，在发现高脂血症后，首先要做的就是改变不良的生活方式，改善饮食结构。饮食的原则是低热量、低胆固醇、低脂肪、高纤维饮食；同时积极进行运动；超重或肥胖者，需要控制体重。很多时候，超出的体重减下来，血脂也就正常了。

对于老年人，减肥需要慎重，一方面老年人可能由于多种疾病、各脏器系统的问题，难以进行较大量的运动，可能很难达到减重的要求；另一方面饮食控制不当，很可能造成营养不足，导致肌肉流失，减下来的是肌肉而不是脂肪，得不偿失。老年人如何控制高血脂，建议由医务人员进行评估后，听从医务人员的建议。

也有一部分老年患者的血脂水平升高，可能不完全是饮食和生活习惯的作用，也有自身的代谢问题，甚至是家族遗传的因素。这部分人即使少吃、多动，可能血脂也不会完全正常，这就需要在医生的指导下服用降脂药物来控制血脂了。

 临床上常用的降低胆固醇药物有哪些？吃药需要注意什么？

1．他汀类药物。主要的作用是降低总胆固醇和LDL-C水平，也能轻度降低血清TG水平和轻度升高HDL-C水平。目前他汀类药物的疗效已为众多科学研究所证实，不仅可降低血脂水平，还可减少心脑血管疾病的发生。他汀类药物适用于高胆固醇血症、混合型高脂血症及动脉粥样硬化相关心脏病、脑血管病患者。

服用他汀类药物，总体上是安全的，极少数人会出现肝功能异常；更少见的情况还有肌损伤，包括肌痛、肌炎和横纹肌溶解，患者可能会出现肌肉不适和/或无力、肌肉疼痛，此时检查会发现血清肌酸激酶水平升高。因此，在服用他汀类药物以后，需要定期监测肝功能，尤其是在服药的初期；出现肌肉不适的症状，需要及时查血的肌酸激酶。上述不良反应在停用他汀类药物后，大多可以很快缓解。

老年人由于服用的药物较多，一些药物如红霉素、阿奇霉素，会影响他汀类药物的代谢，导致身体中药物浓度增加，从而增加发生不良事件的风险；一些镇痛药物还会降低他汀类药物的效果；这也是为什么老年人不要随意自己服用药物，而应该咨询专业人士。

此外，有一种常用的降脂药物血脂康，其主要成分是红曲，而红曲中含有天然的他汀类药物的结构，因而其药效相当于弱一点的他汀类药物，会有他汀类药物的副作用，所以也需要注意，不能因为是中药就放松警惕。

2．胆固醇吸收抑制剂。这种药物可以有效抑制肠道内胆固醇的吸收。常用的依折麦布，其安全性和耐受性良好，不良反应轻微且多为一过性。但由于升高的胆固醇，有一部分是身体自己合成的，不全是肠道吸收的，所以单靠这类药物难以将胆固醇完全降至正常，一般作为辅助治疗用药。

　　3．普罗布考。通过降低胆固醇合成与促进胆固醇分解使血胆固醇和低密度脂蛋白水平降低，但同时也会使血高密度脂蛋白胆固醇减低。其降血高密度脂蛋白胆固醇的临床意义未明。该药物少见不良反应为心电图上QT间期延长，可能会导致一些严重的心律失常，所以用药需要监测心电图。

 ## 治疗高甘油三酯血症的药物有哪些？有何注意事项？

　　1．贝特类降脂药。可显著降低血甘油三酯水平。该药可能引起肝功能或骨骼肌损害，在同时服用他汀类药物时风险更高，因而更需要密切监测。对于混合型高脂血症，需要同时服用贝特类或他汀类药物时，医生会根据具体情况选择适合的具体药物，以尽量减少肌肉损害的风险。

　　2．烟酸及其衍生物。常见的有烟酸、烟酸肌醇酯、阿昔莫司。因为烟酸需要服用较大剂量才能起到降血脂的效果，所以使用后也需要监测不良反应，如肝功能损害、血糖代谢异常、血管扩张、消化道症状等。

　　3．深海鱼油。含不饱和脂肪酸，也具有降低血清甘油三酯水平的效果。但鱼油是保健品，没有经过严格的临床研究证实其效果，不能当药品使用。服用是否可以获益，是否安全，仍应咨询专业人员。

市面上有一些宣称具有"清理肠道""刮掉脂肪"功能的保健品，有降脂的效果吗？

如果您发现血脂水平高，建议去正规医院就诊，听从专业医生的建议。摄入体内的食物中的脂肪，大多被消化、吸收掉了，不会在肠道内长期存留，且肠道本身不会直接排泄脂肪，脂肪也不会从尿液中排出来，靠"清理肠道""刮肠子""冲血管"等手段来降低血脂水平是没有科学依据的。

（朱鸣雷　张　宁）

第十一章

老年人脑卒中

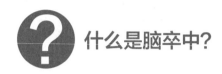 **什么是脑卒中?**

脑卒中俗称脑中风,是一种突然发病的脑血液循环障碍性疾病。广义的脑卒中包括缺血性脑卒中(脑梗死)和出血性脑卒中(脑出血)。其中急性缺血性脑卒中(急性脑梗死)是最常见的卒中类型,占我国脑卒中的2/3以上。脑卒中是老年人健康的第一杀手。

按照形成机制不同,缺血性脑卒中又可以分为脑血栓形成(由于动脉粥样硬化在大脑动脉局部形成的血栓)和脑栓塞(身体其他部位的血栓脱落到大脑动脉,造成血管堵塞,如心房纤颤在心房形成的血栓,脱落后顺着血流堵塞至大脑)。

按照出血部位不同,出血性脑卒中可以分为脑出血(脑实质内的血管破裂出血)和蛛网膜下腔出血(大脑表面的血管破裂,血液流出到蛛网膜下腔)(图11-1)。

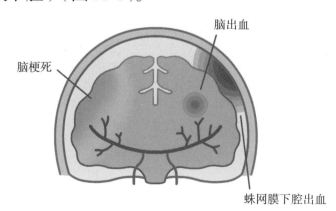

图 11-1　常见脑卒中出血位置

出现哪些症状需警惕脑卒中?

　　脑卒中的类型不同，其症状也略有差异，但大多都表现为突然发生的大脑功能障碍。如果突然出现如图11-2所示任一症状时应考虑脑卒中的可能，需要及时去医院就诊。

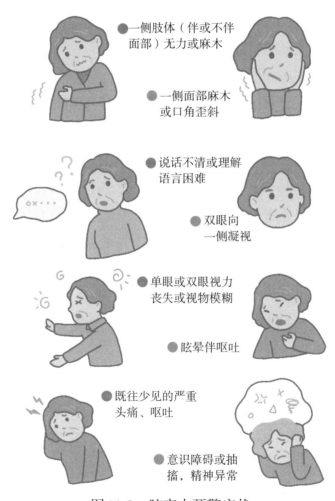

●一侧肢体（伴或不伴面部）无力或麻木

●一侧面部麻木或口角歪斜

●说话不清或理解语言困难

●双眼向一侧凝视

●单眼或双眼视力丧失或视物模糊

●眩晕伴呕吐

●既往少见的严重头痛、呕吐

●意识障碍或抽搐，精神异常

图11-2 脑卒中预警症状

发生脑卒中需要马上去医院吗？如果只是一过性的、自己好了是不是就不用着急去医院了？

一旦发生脑卒中需要马上去医院接受治疗。对于缺血性脑卒中，如果能在3～4.5个小时之内进行"溶栓"治疗，可以很大限度地改善卒中的预后，有助于恢复大脑的功能。所以在出现症状的3个小时之内是治疗的"黄金窗口"，越早到医院越好，很多医院都开辟了"脑梗绿色通道"，就是为了争分夺秒地来进行治疗。所以，在出现卒中症状选择就诊医院时，也建议选择那些有治疗条件、开设有"脑梗绿色通道"的医院。

为了方便记忆，国外的专家总结了"FAST"口诀，以提示人们关注急性脑卒中的症状。F，face（面部），面部出现口角歪斜；A，arm（胳膊），一侧肢体无力；S，speech（语言），语言不清或不能正确表达；T，time（时间），第一时间拨打急救电话。当然，上述症状也可以是因脑出血造成的。脑出血更为凶险，常常伴随症状快速加重，所以出现症状第一时间去医院就更为必要了。

此外，有一种脑卒中的类型为短暂性脑缺血发作（TIA），其症状可以很快得到缓解。但症状缓解并不代表没事了，TIA如果不治疗，很可能会进一步发展成为脑梗塞。所以即使症状缓解了，也要及时到医院接受治疗。

 脑卒中可以预防吗？

脑卒中是可以预防的。脑卒中的危险因素包括高血压、吸烟、糖尿病、高脂血症、房颤、缺乏运动、肥胖、酗酒等；正如前面反复提及过的，采取健康的生活方式，戒烟、限酒、适合的运动锻炼，预防三高（高血压、高血脂、高血糖），有效地控制这些危险因素，就可以很大程度地减少脑卒中的发生。

 脑卒中该怎么治疗？是不是要等治疗平稳了再开始康复锻炼？

　　急性的脑卒中需要及时得到治疗，初期需要采取措施改善大脑灌注，同时预防和处理可能危及生命的并发症，如吞咽困难、颅压升高等。在度过急性期、稳定之后，需要长期服用药物来预防脑卒中再发，医生会选择适合的抗血小板药物或者抗凝药物，同时控制血压、血脂等相关风险因素。

　　脑卒中的早期康复非常重要，既有助于躯体功能的恢复，又有助于预防各种卧床带来的并发症，如深静脉血栓、压疮、坠积性肺炎等。所以，只要患者情况允许，最好从发病的第一天就开始康复锻炼，如在床上坐一坐、活动活动。具体的康复锻炼需要由康复师来制定具体的目标和锻炼方案，并在专业人员的辅助、指导下进行。康复的内容非常广泛，可以从日常活动，如行走、吃饭、穿衣等，到更复杂的功能，如打电话、做饭等。老年人发生脑卒中，经常会影响认知功能，也可以进行相关的锻炼。

　　大约有1/3的脑卒中患者可能会出现抑郁情况，所以在治疗稳定、开始康复锻炼后，同样也要关注患者的情绪。适合的康复锻炼，也有助于改善情绪，对于严重的抑郁，医生也会给予相应的药物治疗。

（朱鸣雷　张　宁）

第十二章

老年人糖尿病

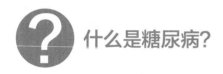 什么是糖尿病？

糖尿病是一组由胰岛素分泌缺陷或胰岛素作用障碍引起的以高血糖为特征的代谢性疾病。

 没有"三多一少"症状，就不是"糖尿病"了？

大家对糖尿病的典型症状"三多一少"并不陌生，多饮、多食、多尿和体重减轻。当一个人出现了明显的"三多一少"症状时，首先要考虑自己是否出现了糖尿病。

如果没有出现"三多一少"的症状，就觉得自己没有得糖尿病，不到医院查血糖；等到身体出现了并发症，才到医院检查，结果发现是糖尿病导致的并发症，这时已经错过了糖尿病治疗的最佳时机。实际上，并不是所有的糖尿病患者都会出现典型的"三多一少"症状，大家也要了解糖尿病的非典型症状，如皮肤瘙痒、皮肤干燥、皮肤疖肿溃疡经久不愈（多见足部）；饥饿感、浑身没劲、精神不振、容易疲倦；视物不清、视力下降；四肢出现麻木刺痛；很小的伤口却越来越大或不愈合；男性出现不明原因的性功能减退、下肢麻木感和尿蛋白。如果大家发现自身出现不明原因的以上症状，要尽早到医院接受检查，测量血糖，尽早发现糖尿病。

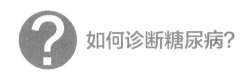 如何诊断糖尿病？

空腹血糖≥7.0mmol/L；或糖化血红蛋白（HbA1c）≥6.5%；或葡萄糖耐量试验中2小时血糖≥11.1mmol/L；或随机血糖＞11.1mmol/L加典型糖尿病症状。诊断糖尿病必须重复检查一次。

 出现尿糖阳性是得糖尿病了吗？

尿糖阳性是诊断糖尿病的重要线索，当血糖浓度超过一个界限，即糖阈值，就会出现尿糖。但尿糖不能准确地反映血糖值，因为它受尿量、肾功能、肾糖阈等因素的影响，尿糖阴性不能排除糖尿病，尿糖阳性也不能确定是糖尿病。

 空腹血糖正常是否就没得糖尿病？

空腹血糖和糖负荷后血糖是诊断糖尿病的两个重要指标，很多人平时只查空腹血糖，只要空腹血糖正常，就认为自己没有糖尿病。而实际上，由于我国居民饮食特点（以碳水化合物类食物为主），容易造成餐后血糖水平升高，所以大多数患者往往空腹血糖正常或偏高，而餐后血糖水平升高。若大家检查发现空腹血糖≥5.6mmol/L（空腹血糖受损），应再进行糖耐量试验或检查餐后血糖。

糖尿病有哪些危害?

糖尿病若未能得到良好控制可造成许多并发症,如心脑血管病、慢性肾病、肾衰竭、下肢坏疽、截肢、眼病、失眠,甚至过早死亡(图12-1)。

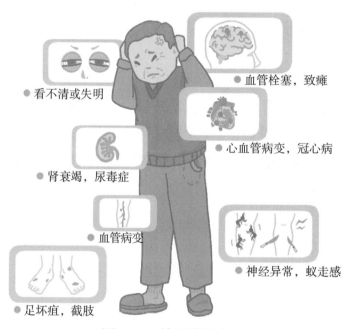

图12-1　糖尿病的危害

 哪些人容易得糖尿病呢?

体重超重、体重指数(BMI)≥25kg/m²,尤其是腹部比较突出的向心性肥胖者;黑棘皮病者;心血管疾病者,有糖尿病遗传家族史者、有代谢综合征(高血压、高血脂)者、吸烟者、多囊卵巢综合征者、孕期糖尿病者、巨大儿娩出史者;缺少运动者;膳食结构不合理者（高热量饮食结构，较多肉食、高热量饮料或零食，蔬菜摄入少）。

 血糖监测的注意事项有哪些?

手指温度过低，手指血管收缩会影响血糖监测值，测血糖之前应将手搓热；血量过少，用力挤后组织液进入血滴内，影响血糖监测值；血糖试纸保存不当（过期、潮湿、氧化），血糖仪和试纸不配套均会影响检测；取血部位酒精残留也会有影响，所以手指消毒后，应待局部酒精完全干后再采血。

 糖尿病的防治方法有哪些?

糖尿病的治疗是综合性的治疗，"五驾马车"包括教育、饮食治疗、运动治疗、药物治疗和病情监测（图12-2）。

1. 糖尿病教育。治疗糖尿病的重要手段之一。需要对糖尿病患者及家属进行相关的健康宣教，了解疾病诊断、危害和如何治疗、监测，让患者全面认识糖尿病，以更好地配合医生规范治疗；更好地控制血糖，预防并发症的发生。

2. 控制饮食。注意按照膳食指南的建议，多吃蔬菜、少油少盐，减少精米、白面这样的精制碳水化合物，增加红薯、高粱、燕麦这类粗粮的摄入。每位患者从确诊时开始，就要合理地安排饮食，根据患者的体重和活动强度，制定每日所需要的总热量，总热量的50%～55%来自碳水化合物，主要由粮食提供；20%～25%由蛋白质提供，其余20%的热量由脂肪提供，包括食用油。应少食多餐，避免脂肪多、胆固醇高的各种动物油脂、动物内脏，避免食用含糖量过高的糖果、饮料等。

3．注意调整运动习惯。运动和饮食一样，是糖尿病患者控制血糖的基础，适宜的运动可以使血糖有很好的下降，还可以促进脂肪代谢，减少并发症。但运动要持之以恒、循序渐进，避免剧烈运动、空腹运动。还应避免久坐，一般每日运动2～3次，每次半小时。

4．药物治疗。包括双胍类、DPP-4抑制剂、α-糖苷酶抑制剂、GLP-1受体激动剂、磺脲类、格列奈类、噻唑烷二酮类、胰岛素等药物，应在医生的指导下合理应用。此外，还需要降压、降脂以及抗血小板聚集等治疗。糖尿病与高血压并存，并且合并心脑血管疾病的患者，建议将血压控制在130/80mmHg以下。因为血脂紊乱是心血管疾病发生的高危因素，建议将甘油三酯以及总胆固醇，控制在合理的范围之内。如果患者年龄在55岁以上，而且伴有抽烟，以及高血压、高血脂等危险因素，建议及时启动抗血小板聚集治疗。

5．监测。根据血糖情况调整用药，避免血糖波动和低血糖事件发生。关注患者足部、眼部情况，警惕糖尿病眼底病变、视网膜病变、糖尿病足的发生。糖尿病患者痴呆、抑郁的发生率明显增高，需要关注患者认知功能、情绪及心理状态。

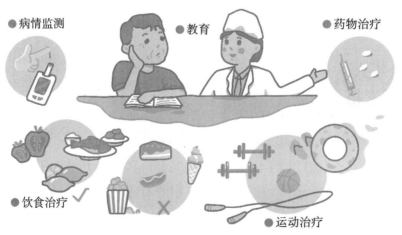

图12-2　糖尿病治疗"五驾马车"

（曲　璇）

第十三章

老年人骨质疏松

 什么是骨质疏松？

骨质疏松是一种全身代谢性骨病，以骨量减少、骨微观结构退化为特征，从而导致骨强度下降，骨头"变脆"，容易发生骨折。是与增龄有关的退化性疾病；随年龄增长，患病风险增加。

 为什么会发生骨质疏松？

1. 中老年人性激素分泌减少，尤其是女性绝经后雌激素水平下降是导致骨质疏松的重要原因之一，可导致骨吸收增加。

2. 随年龄的增长，钙调节激素的分泌失调致使骨代谢紊乱。

3. 老年人食欲减退，进食少，往往存在蛋白质、钙、磷、维生素及微量元素摄入不足。

4. 户外运动减少也是老年人易患骨质疏松的重要原因。

 骨质疏松就是缺钙吗？

很多人认为，人到老年，腰背痛、腿脚痛是缺钙造成的，甚至认为这种疼痛不用治疗，挺一挺就能熬过去。一般来说，骨质疏松一旦出现明显疼痛症状时，骨骼中骨量的丢失就已经很明显了。此时骨破坏大于新骨的生成，骨骼中矿物质减少，骨骼中的骨小梁变细，变脆或发生断裂从而导致上述症状。此时单纯服用钙剂效果往往不太理想，需要综合治疗骨代谢失衡的问题，不仅要促进骨生成，同时也要阻止骨流失，这样才能有效地控制骨质疏松。

 ## 骨质疏松的危害有哪些？

1．骨质疏松的严重后果是发生脆性骨折，女性一生发生骨质疏松性骨折的危险性（40%）高于乳腺癌、子宫内膜癌和卵巢癌的总和，男性一生发生骨质疏松性骨折的危险性（13%）高于前列腺癌。

2．脆性骨折可导致病残率和死亡率的增加；生活不能自理，生活质量明显下降。

3．骨质疏松性骨折的治疗和护理需要投入巨大的人力和物力，费用高昂。

 ## 骨质疏松有哪些临床表现？

1．疼痛。腰背痛更为多见。

2．脊柱变形。还有部分老年人出现身高变矮、脊柱缩短。其原因：①由于椎间盘变性导致椎间盘变薄，如果累及数个椎间盘即可导致身高的降低。②椎体压缩性骨折，椎体发生楔形改变导致高度降低而引起，最终可能导致驼背或畸形。如果老年人的身高比前1年降低2cm，或是比年轻时低了3～5cm，就需要警惕是否患了骨质疏松症，发生了椎体压缩性骨折。

3．骨折。骨折是骨质疏松最严重后果。骨折的常见部位包括髋部、胸腰椎、桡骨远端、肱骨近端及踝部。

值得注意的是，一些骨质疏松者常无明显症状，往往在骨折发生后经X线或骨密度检查时才发现已有骨质疏松。由于老年人对疼痛敏感性差，有的已经发生了骨折，但未感到明显疼痛，不及时就诊，容易耽误病情，故骨质疏松又称"无声无息的贼"。

 哪些人容易患骨质疏松？

具有如下风险的人容易患骨质疏松：老年、女性、母系家族史、出生低体重、药物（皮质激素等）、闭经和早绝经、吸烟、过度饮酒或咖啡、体力活动缺乏、饮食中钙缺乏、维生素D缺乏。

 如何诊断骨质疏松？

1．临床中常常采用骨密度检查来诊断骨质疏松（表13-1）。

一般建议，女性65岁后、男性70岁后或有骨折史的65岁以上男性至少需要查1次骨密度。

表13-1 骨质疏松的诊断与骨密度测量

诊断	T值
骨量正常	≥－1.0
骨量减少	－2.5～－1.0
骨质疏松	≤－2.5
严重骨质疏松	≤－2.5，合并脆性骨折

注：曾发生脆性骨折临床上即可诊断严重骨质疏松症。

2．还可以使用国际骨质疏松基金会（IOF）骨质疏松症风险一分钟筛查。

（1）您是否曾经因为轻微的碰撞和跌倒就会伤到自己的骨骼？

（2）您的父母有没有过因为轻微的碰撞和跌倒就发生髋部骨折的情况？

（3）您经常连续三个月以上服用可的松、泼尼松等激素类药品吗？

（4）您的身高是否比年轻时降低了（超过3cm）？

（5）您经常大量饮酒吗？

（6）您每天吸烟超过20支吗？

（7）您经常患腹泻吗（由于消化道疾病或肠炎而引起）？

（8）（女士回答）您是否在45岁以前就绝经了？

（9）（女士回答）您是否曾经连续有过12个月以上没有月经（除了怀孕期间）？

（10）（男士回答）您是否患有阳痿或缺乏性欲这些症状？

只要其中有一题回答结果为"是"，则为阳性，阳性者建议进行双能X线骨密度检查。但这并不证明您就患有骨质疏松症，是否患有这种疾病需要专业医生进行骨密度测试得出结论。

 骨质疏松的治疗有哪些？

骨质疏松是可防、可治的。因此早期诊断、及时预测骨折风险，并采用规范的防治措施是十分重要的。

1．调整生活方式

（1）富含钙、低盐和适量蛋白质的均衡膳食。

（2）日照（暴露前臂、每日15分钟以上）、户外活动、负重运动（每周4～5次）、抗阻运动（每周2～3次）。

（3）戒烟、戒酒。

（4）防止跌倒的各种措施。

2．骨健康基本补充剂

（1）钙剂：绝经后妇女和老年人每日钙摄入推荐量为1000～1200mg（其中每日正常膳食可补充约600mg）。应注意避免超大剂量补充钙剂潜在增加肾结石和心血管疾病的风险。

（2）维生素D：每日800～1200IU。国际骨质疏松基金会建议老年人血清25羟基维生素D≥75nmol/L（30ng/ml）以降低跌倒和骨折风险。应注意个体差异和安全性，定期监测血钙和尿钙，酌情调整剂量。

3．其他药物。根据情况在医生指导下制订个体化的治疗方案。

（1）抑制骨吸收的药物：主要有雌激素、雌激素受体调节剂、降钙素、双膦酸盐等。

（2）促进骨细胞形成的药物：氟化物、甲状旁腺激素等。

4．并发症治疗。胸腰椎压缩性骨折时可采用椎体成形术或球囊扩张椎体后凸成形术，可短期改善功能和疼痛。

 骨质疏松容易发生骨折，老年人宜静不动吗？

保持正常的骨钙量和骨密度需要不断的运动刺激，缺乏运动就会造成脱钙，出现骨质疏松。长期卧床的患者或骨折固定都会出现骨质疏松。运动量减少，不注意体育锻炼，骨丢失加快。因此，体育锻炼对于预防骨质疏松具有积极作用。另外，如果不注意锻炼身体，出现骨质疏松，肌力也会减退，对骨骼的刺激进一步减少。这样，不仅会加快骨质疏松的发展，还会影响关节的灵活性，容易跌倒，造成骨折。

（曲　璇）

第十四章

老年人痛风

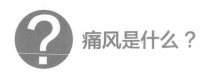 痛风是什么？

痛风是人体内嘌呤发生代谢紊乱，导致血液中尿酸增多而引起的一种代谢性疾病。由于目前尚没有办法彻底根治，病程可长达十年至几十年，对人体健康的危害极大。高尿酸血症是正常嘌呤饮食状况下，非同日2次空腹尿酸水平增高，男性＞420μmol/L（7.0mg/dl），女性＞360μmol/L（6.0mg/dl）。

 痛风是吃出来的吗？

痛风与高嘌呤饮食、饮酒等因素有关，但嘌呤代谢紊乱是引发尿酸水平升高的主要原因，体内80%的嘌呤是内源性的，只有20%的嘌呤是由饮食摄入。

 痛风的表现有哪些？

急性痛风性关节炎是痛风的早期症状，夜间发作的急性单关节炎或多关节疼痛通常是首发症状。凌晨关节疼痛惊醒、进行性加重、剧痛如刀割样或咬噬样，疼痛于24～48小时达到高峰。首次发作以足第一跖趾关节最常见（50%～90%），其次为足背、足跟、踝关节；体征类似急性感染，有局部发热、红肿及明显钝痛。多于数天或数周内自行缓解（图14-1）。

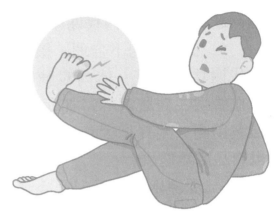

图14-1 足部痛风表现

反复发作痛风可累及多个关节，尿酸盐在关节的软骨、滑膜、肌腱等处沉积而形成痛风结石。痛风结石（黄白色赘生物）常见于关节周围、耳轮等。

尿酸结晶在肾形成结石，出现肾绞痛或血尿；反复发作的痛风还会造成肾功能不全等严重后果。

 哪些人容易得痛风呢？

1. 有痛风病家族史的人群，若平时不注意饮食习惯，就容易得痛风。主要是因为此类人群体内缺乏一种酶，无法将食物中的嘌呤代谢物尿酸及时排出，导致尿酸在体内聚集过度，血液中尿酸增多可形成结晶，沉积在关节内，引起炎症，因而产生剧痛。

2. 大多数痛风患者是男性，30岁以上为高发年龄段。许多年轻人爱吃海鲜、喝啤酒，因此极易患痛风。而女性体内的雌激素能够促进尿酸排泄，因此女性患痛风的概率就比男性低很多。但进入更年期后，随着女性体内雌激素水平的降低，如果在饮食中吃过多的肉类，同样也可能会患上痛风。

3. 经常熬夜、通宵达旦等，这种无规律的生活方式会打乱人体的"生物钟"节律，造成机体代谢失常，也容易患痛风。

4. 过度精神紧张导致身心疲劳不堪，而在闲暇时间又缺乏适量的体育锻炼，这样就会使身体的各个脏腑器官出现生理功能减退，进而可影响体内代谢废物的排出。

5．饮食结构不合理，摄入高脂肪、高蛋白、高糖类的食物，脂质代谢功能紊乱，体内对胰岛素产生抵抗，致使高血压、冠心病、脑血管病、糖尿病等蜂拥而至，恰恰这些疾病又极容易与痛风相互推波助澜。尤其是大量食用富含嘌呤的肉类、鱼虾、贝类以及饮酒也容易诱发痛风。

6．受凉感冒或受到寒冷刺激、关节外伤等，这些情况也是导致痛风发作的因素之一。

 痛风如何预防呢？

健康的生活方式对于预防痛风的发生非常重要，避免摄入高嘌呤食物（如动物内脏、海鲜、肉汤、干豌豆等）；每日饮水2000～3000ml，增加尿酸排泄，以水为主，不推荐浓茶、咖啡、碳酸饮料；适当碱化尿液，增加碱性食物（香蕉、西瓜、南瓜、黄瓜、草莓、苹果、菠菜、萝卜、四季豆、莲藕、海带）的摄取，碱化尿液（碳酸氢钠3g/d、枸橼酸钠3g/d），维持尿液pH6.5，防止发生肾结石；戒烟限酒（尤其啤酒、白酒）；加强锻炼，痛风患者应坚持适量运动，适宜有氧运动，如快走、慢跑等，控制体重。饮食控制必须兼顾到优质蛋白质、碳水化合物、热量的合理均衡，过度控制饮食有害健康。不能只吃蔬菜、水果，否则会因为饥饿引起乳酸增加，痛风更容易发作。

 痛风如何治疗呢？

痛风患者治疗的重要部分是预防相关疾病和危险因素的发生，

如高血脂、高血压、肥胖、高血糖等。

治疗高尿酸血症的药物如别嘌醇，服用后可出现眩晕，用药期间不宜驾驶车船、飞机和操作机械。在用药期间，不宜过度限制蛋白质的摄入。

避免应用引起血尿酸水平升高的药物。常见的引起尿酸水平增高的药物有阿司匹林、利尿剂、环孢素、他克莫司、尼古丁、乙醇、左旋多巴、吡嗪酰胺、乙胺丁醇等。

高尿酸血症的高危人群包括高龄、男性、肥胖、一级亲属中有痛风史、缺乏运动等不良生活方式、合并代谢性疾病者。对于高危人群，应进行筛查，及早发现。

对有炎症的关节还可行红外线、透热疗法、矿泉浴、沙泥疗法、推拿按摩。

降尿酸药物治疗的适应证：急性痛风复发（发作1次/年）、慢性痛风性关节炎、有痛风结石、尿酸肾结石及痛风受累关节出现影像学改变。一旦开始降尿酸治疗，须终身维持。治疗目标是控制急性炎症反复发作，预防尿酸盐沉积，促进痛风结石的吸收，防止慢性痛风性关节炎的进展。血尿酸长期控制在360μmol/L以下，对于有痛风发作的患者，尿酸需控制在300μmol/L以下，防止反复发作。应在医生的指导下进行药物选择。

（曲　璇）

第十五章

慢性阻塞性肺疾病

 什么是慢性阻塞性肺疾病?

慢性阻塞性肺疾病简称"慢阻肺",为一种以气流受限为特征的疾病,包括慢性支气管炎和/或肺气肿。这种气流受限通常呈进行性发展,不完全可逆,多与肺部对有害颗粒物或有害气体的异常炎症反应有关。

 引起慢阻肺的主要原因是什么?

1. 长期吸烟是引起慢阻肺的常见原因。吸烟可损害支气管上皮纤毛,影响纤毛运动,削弱肺泡吞噬细胞的吞噬、灭菌功能,降低局部抵执力,从而容易发生感染;还能诱发支气管痉挛和增加气道阻力。

2. 空气污染。氯、一氧化氮、二氧化氮等化学气体或烟雾,二氧化硅、煤气、灰尘和部分农作物粉尘也对支管有刺激和毒性作用,诱发慢阻肺。

3. 感染。鼻病毒、腺病毒、副流感病毒、乙型流感病毒等病毒,以及肺炎球菌和流感嗜血杆菌等病原微生物是慢性支气管炎发病和加剧的另一重要因素。

4. 过敏因素。过敏因素与慢性支气管炎的发病有一定关系,尤其是喘息性慢性支气管炎。

5. 气候变化，尤其是冷空气能引起黏液分泌增加，减弱支气管纤毛运动，导致呼吸道防御功能变差（图15-1）。

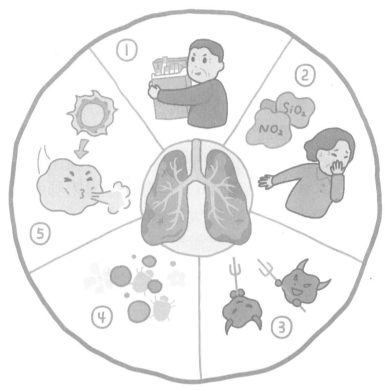

①长期吸烟；②空气污染；③感染；④过敏因素；⑤气候变化。

图15-1　引起慢阻肺的主要原因

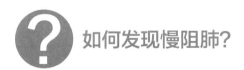 如何发现慢阻肺？

依靠慢阻肺的临床表现和相应的检查：

慢阻肺患者大多有上述危险因素接触，表现为慢性咳嗽、咳痰，但可不伴有临床症状，直到晚期才出现活动后气急、呼吸困难。部分患者发现有问题是由急性呼吸道感染开始的，有可能在此之前患者已有不被注意的慢性咳嗽、咳痰症状（吸烟者有咳嗽、咳痰一般也不会引起重视），直到呼吸道感染使早已减退的肺功能进一步恶化，才表现出气急、呼吸困难，这才来医院就诊而被发现。有些以肺气肿为主要病变者，咳嗽、咳痰不明显，初次就诊时往往是因为软弱、无力、体重下降，有时不易想到是慢阻肺的临床表现。

为了能早期发现慢阻肺，对患有咳嗽伴多痰、并有危险因素的人，可进行肺功能检查。

诊断和评估慢阻肺病情时，肺功能检查可作为一项金标准，能客观测定气流阻塞的程度，准确地判断患者有无气流阻塞，该气流阻塞是可逆的（如哮喘）、还是不可逆的。出现不可逆的气流阻塞就应考虑慢阻肺诊断了。此外，X线胸片和胸部CT也有助于慢阻肺的鉴别诊断；心电图可发现有无心律失常、右心肥大等慢阻肺导致的症状；血气分析可有助于判定有无慢阻肺导致的低氧血症、二氧化碳潴留、呼吸衰竭等。

 ## 慢阻肺有何危害?

慢阻肺可致肺动脉高压和肺心病。在慢阻肺晚期出现的肺动脉高压是严重的并发症，与肺心病的形成有关，提示预后不良。慢阻肺进展到一定程度即可产生低氧血症，随后出现高碳酸血症（二氧化碳潴留），最终导致呼吸衰竭。慢阻肺的发病率和死亡率均很高，目前它是世界人口死亡原因的第4位死因，估计在几年后将成为第3位死因。因此，慢阻肺已成为一个重要的全球性健康问题。

 ## 得了慢阻肺怎么办?

1. 掌握慢阻肺的基础知识，了解病变程度以及相应的治疗原则，密切配合医生治疗。

2. 戒烟和避免大小环境污染，不但是预防慢阻肺发生的重要措施，也是减缓病情进展的重要手段。

3. 对稳定期和急性加重期的患者分别采取相应的综合治疗措施。

稳定期的综合治疗主要为健康教育、提高免疫功能、改善症状和减少并发症。为改善症状，可应用支气管扩张剂（特别是抗胆碱能药物和/或 β_2 受体激动剂）和/或规律吸入糖皮质激素治疗，康复锻炼有助于提高综合健康素质，包括免疫功能。对低氧血症患者应长期氧疗。

急性加重期慢阻肺患者的治疗主要为去除诱因、迅速纠正生理学异常，争取早日恢复到缓解期状态。慢阻肺患者急性加重的最主要诱因是气管、支气管感染和空气污染。对痰量增多、脓痰，伴有发热者，应给予抗生素治疗。可使用化痰药、支气管扩张药、茶碱类药物、糖皮质激素（优先使用口服制剂，但应避免长期应用）等。

 慢阻肺应该怎样防控？

1. 加强控烟。在我国，吸烟是慢阻肺的主要病因，戒烟是防治慢阻肺最有效的方法。

2. 应减少不洁环境和职业的暴露。职业暴露以及燃料、油烟的空气污染也是引起慢阻肺发病的重要原因。

3. 对于慢阻肺患者，使用长程氧疗（每天吸氧 ≥ 15 小时）可确切地提高慢阻肺患者的生活质量及存活率，家庭氧疗一般采用低流量吸氧，吸入氧浓度 25% ～ 30%、流量 1.5 ～ 2.5L/min。

4. 合理的饮食非常重要，中医认为慢阻肺患者的食物主要以滋阴润肺、清热化痰食物为主，避免油腻、辛辣食品。

5. 慢阻肺患者的食物以蛋白质和糖类为主，避免易产气食品、低营养价值食品等，并注意足够热量和维生素的补充。

6. 多吃水果，少食海鲜之类，强调少量多餐。

7. 注意保持室内空气清新，每天定时通风2次，每次15～30分钟，保持室内温度在18～28℃，湿度50%～70%，睡眠时保持环境安静、心情放松，辅以适合的照明、音乐等。

8. 对于一般性运动锻炼，除急性发作者外，应鼓励慢阻肺患者适当多活动，可采用散步、打太极拳和骑健身车等方式进行运动。运动的方式和项目可以经常变换。病情较重者可在床上活动四肢、翻身等。

9. 经治疗稳定处于康复期的慢阻肺患者主要是呼吸肌功能锻炼，包括缩唇呼吸、腹式呼吸和呼吸操等。

10. 学会正确的咳嗽

（1）正确的咳嗽方法是患者取坐位（卧位时为屈膝侧卧位），双肩稍内收，头稍低，双手置于上腹部，先做2～4次深呼吸，吸气时稍为舒展身体，呼气时双手施压于上腹部，用嘴慢慢呼气。

（2）然后上身前屈，用力做强咳嗽2～3声，咳嗽时稍伸舌，并张口使得声门张开以利痰液咳出。

（3）然后恢复原体位。

（4）平静呼吸数分钟后，可重复以上过程。

有些有经验的患者常采用这样一种办法：4～5次正确咳嗽后仍然没有痰液咳出的话，则有意识地抑制咳嗽冲动，或休息一阵后再咳，避免频繁的无效咳嗽造成伤害。正确有效的咳嗽可减轻疲劳，减少咳嗽诱发的支气管痉挛，提高咳嗽咳痰的有效性。

（葛　楠）

第十六章

肺炎/肺部感染

 什么是肺炎/肺部感染?

　　肺炎是肺泡对于损伤性因素所产生的一种炎性反应。当患者的气道也被累及时，又称支气管肺炎。肺炎可以发生在肺的一个或几个区域，如大叶性肺炎或小叶性肺炎等。肺炎是最常见的感染性疾病之一，是由各种不同的病原体（细菌、病毒、支原体等，俗称"肺部感染"）或其他因素导致的肺部炎症。

 引起肺炎的原因有哪些?

　　1. 许多原因可导致肺炎，其中最常见的原因是病毒或细菌感染。这些病毒或细菌可来自患者所处的环境，也可能由其他人传播给患者。

　　2. 病原传染所导致的肺炎，常见的传播途径包括人与人之间的直接接触，通常是被病原体污染的手接触了自己的口鼻，或吸入人们在咳嗽或打喷嚏时所产生的含有病原菌的飞沫。有时，一个人患有病毒（如流感病毒）感染后，也可能继发细菌（如金黄色葡萄球菌）感染。

　　3. 少见情况下，肺炎也可由寄生虫、真菌或衣原体等引起；吸入性肺炎是由异物引起的，这些异物通常是经喉部进入肺内的食物或呕吐物，可以刺激气道和肺组织产生炎症，并增加肺部细菌感染的机会。

4．一些刺激性化学气体、放射性损伤等因素也可以导致肺炎发生。气温明显过低，低于12℃，温度变化幅度上下超过3℃，都会使肺炎或肺部感染增多。

 哪些人容易得肺炎？

1．肺炎可发生于任何年龄段，但以老人和儿童最常见。

2．有些人因为存在其他的肺部疾病、营养不良、吞咽困难、其他慢性健康问题或免疫系统问题，而具有更高的肺炎风险。

3．吸烟和处于吸烟环境中的人（吸二手烟），患肺炎的风险更高。

4．没有进行年度流感疫苗接种，或肺炎疫苗接种者，尤其是老年人，具有更高的肺部感染风险。

 肺炎的症状和体征有哪些？

肺炎患者通常有咳嗽、发热或寒战、呼吸困难、无力和食欲下降。有时，某些患者会有恶心、腹泻和/或胸痛。但有些肺炎患者也可能没有咳嗽或发热。症状可能会快速出现，也可能是随着时间的推移而逐渐加重。有时，病毒性上呼吸道感染（感冒）患者，病情稳定后又出现新的发热和病情加重表现，这常预示着继发性细菌感染的发生。

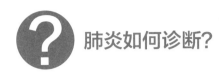 **肺炎如何诊断?**

1．需要医生结合症状和体检、检查情况来综合判断。当肺部有炎症时，听诊可发现其呼吸音减低或异常。通常通过血常规来查看白细胞计数（升高常提示细菌感染，正常或降低则可能是病毒感染），通过胸部X线检查，看是否有肺炎表现，以及肺炎的区域或范围；有时还需进行更为精确的CT扫描检查，以发现微小的病灶，或者早期病毒性肺炎的一些肺间质病变。

2．痰（从肺部咳出的分泌物）培养或痰液检查可以协助确认细菌或病毒的感染。对于需要治疗的患者，常常需要确认可能的病原，因而需进行此类检查。由于痰液经常难以采集，被唾液稀释，或常混杂有上呼吸道的正常细菌或病毒，如果患者的病情需要，可通过纤维支气管镜检查来进行肺部痰标本的采集，以获得准确的病原学信息。

3．病原学检查常常需要花费几天时间，而且会经常得不到结果（细菌没有培养出来）。为了不耽误治疗，医生一般会根据患者的情况、辅助检查的结果、患者所在社区常见的感染类型、当时季节所流行的肺炎种类等，根据经验来判断最有可能的原因，并给予相应的治疗。一般对于重症患者或估计可能有少见病原感染的患者，才需要进行病原学方面的检查。

 老年人肺炎会有不典型的表现吗?

一般肺炎最基本表现是发热、咳嗽、肺部听诊有啰音、白细胞计数升高等。而部分老年人肺炎，尤其是平时身体比较差的老年人，可以没有这些典型症状。老年人可能不发热，只是有点咳嗽、咳痰，或者胃肠不适，倦怠、嗜睡，原来经常愿意出去散步遛弯儿的，感觉精神萎靡，不想出门遛弯儿了，还有的老年人会出现表情淡漠，同他说话，他没有什么反应，更甚者会发生突然晕厥等。这些都有可能是老年人肺炎的表现，但很容易被人们忽视。而患有基础病如心力衰竭、慢性阻塞性肺疾病等疾病的老年人，有时得了肺炎容易被原发疾病症状所掩盖，也可能被忽视。

 肺炎该怎样治疗？

肺炎的治疗取决于其可能的原因及患者的病情。

1. 最多见的情况是针对最可能引起感染的细菌，给予有效的抗生素。如果患者在医院或其他机构（如养老院）内患上了肺炎，或者病情较重，可能需使用可同时治疗多种细菌的广谱抗生素。

2. 如果相应检查支持病毒感染的诊断，则可使用抗病毒药物，而非抗生素；但目前有效的抗病毒药物不多，仅流感病毒、疱疹病毒有专门的药物，尚缺乏广谱的抗病毒药物。如果考虑流感病毒和细菌混合感染，还需要在抗生素基础上添加抗病毒药物。如果患者免疫系统受到抑制，存在免疫力低下，也有可能发生真菌感染，这时可能还需要选用治疗真菌感染的抗生素。在某些特殊情况下，可能还需使用激素类药物以控制炎症反应。

3. 如果出现呼吸困难，常提示肺炎严重，需要住院治疗。严重的肺炎，如果影响到患者的呼吸功能，靠患者自身的呼吸功能难以维持正常呼吸，则需要住到重症监护病房（ICU），在治疗肺炎的同时，用呼吸机来暂时维持呼吸功能，待肺炎好转后，再逐步停用呼吸机。

肺炎能治好吗？有危险吗？

1．如果被诊断出肺炎，多数肺炎患者在使用抗生素和休息后可康复。但约有1/5的成年肺炎患者需要住院治疗；严重感染者可能还需要入住ICU，并采取相应的支持措施（如靠呼吸机来维持呼吸）。重症肺炎可导致死亡，特别是在老年人、幼儿或存在其他基础疾病的患者中更是如此。

2．肺炎的病程一般较短，有时也可以持续较久，或在病程中反复加重。大多数患者经过治疗都可完全康复。如果没有其他肺部疾病或免疫问题，通常不会留下永久性瘢痕或肺部损害的后遗症。然而，严重肺部感染患者或本身有肺部基础疾病的患者，遗留肺部损害的情况就会更多见一些。有时需要复查胸部X线片或CT，或通过肺功能测试来判断有无后遗症。

 怎样做才能有助于肺炎的治疗？

1．患者按时应用足够剂量的药物，特别是抗生素，即使在疗程开始后几天就感觉好转，也要用足疗程。漏用药物是危险的，可能导致病情反复，并更容易使细菌对抗生素耐药。

2．对于吸烟者，请戒烟！肺炎患者要避免处于吸烟或二手烟的环境中。

3．休息，但不是总是待在床上。可以的话，站起来走动走动会更好，多喝水。

4．在家中治疗的患者，如果有以下情况，请及时就诊或找医生寻求帮助：

（1）咳嗽严重或加重，持续发热，咳痰增多。

（2）担心可能出现药物的副作用，但在和医生沟通前，不要停止用药。

（3）感觉病情一直不好或开始使用抗生素3天后，还在发热。

（4）如果出现呼吸困难、剧烈胸痛、指尖或嘴唇发青、开始咯血，应寻求紧急医疗帮助（叫急救车及时去医院急诊）。

 怎样预防肺炎？

1. 养成良好的个人卫生习惯，勤洗手，避免通过自己的手将病原体带入体内；不随地吐痰，注意打喷嚏和咳嗽的礼仪，用手肘或纸巾遮住口鼻，避免将病原体传染给别人。

2. 患病出行或就医时应戴口罩，并且与其他人员间隔1米以上。

3. 注意室内通风，保持空气流通，通风的环境降低了病原体数量，减少了感染机会。

4. 注意保暖，避免寒冷刺激。多参加锻炼，增强体质，有利于免疫力提高。

5. 大力开展控烟活动，可以降低肺炎的发生。

6. 值得一提的是，接种疫苗是一种简便、安全、有效的预防肺炎的方法，提倡老年人每年接种季节性流感疫苗，按需接种肺炎球菌疫苗。

（葛　楠　朱鸣雷）

第十七章

胃食管反流病

 什么是胃食管反流病?

胃食管反流病指胃内容物反流至食管，引起反酸、反食、胸骨后灼烧热感，也可以造成食管黏膜损伤的一种疾病。造成食管黏膜损伤称为反流性食管炎。也可引起食管以外的症状，如咽部异物感、慢性咽炎、慢性咳嗽、哮喘等症状（图17-1）。

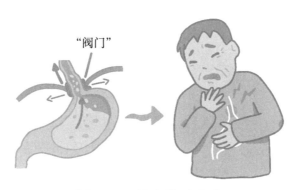

"阀门"

图 17-1　胃食管反流病

 为什么会发生胃食管反流?

正常情况下，胃和食管之间有一个"阀门"，吞咽食物时，"阀门"打开，食物进入胃内后"阀门"关闭，以防胃内容物反流进入食管。即便是胃内容物反流到食管，食管也有各种清除的办法。如果胃－食管之间的"阀门"和食管的清除功能障碍，就容易导致胃食管反流。

 哪些因素容易诱发胃食管反流？

1. 某些食物容易诱发，如甜食、浓茶、咖啡、吸烟、酗酒等。
2. 过饱进餐，油腻食物。
3. 餐后立即弯腰做家务。
4. 长期慢性便秘。
5. 临睡前加餐，如有些老年人临睡前有进食牛奶或酸奶的习惯。
6. 进餐和睡觉时间相距不超过2小时。
7. 肥胖等。

 老年人的胃食管反流有什特别之处吗？

与中年人比较，老年人反酸、胃灼热、胸骨后疼痛的症状往往不明显，而常常表现为反食、吞咽障碍以及咽部异物感、声音嘶哑、咳嗽或哮喘等。另外，对于老年人一定要警惕排除食管占位病变。

 胃食管反流病产生哪些危害？

胃食管反流病除引起食管症状外，还可引起：①其他系统的症状，如咽部、口腔、呼吸症状。②反流性食管炎。③食管狭窄。④消化道出血。⑤Barrett食管。⑥对于衰弱和长期卧床的老年人还可导致吸入性肺炎。

改变不良生活方式对治疗有帮助吗?

一定有帮助。改变不良生活方式是治疗胃食管反流病的基础。包括：①避免进食诱发胃食管反流的食物。②每餐进食6～7分饱（可少食多餐）。③睡前3小时不再进食。④抬高床头（注意：不是将枕头垫高），可将床头垫高20cm。⑤某些药物（如茶碱类药物、非甾体类抗炎药）可能导致反流，服用时需要咨询医生。

 老年人胃食管反流病需要长期药物治疗吗?

绝大部分老年人停药后容易复发，这与增龄、慢性病和药物等相关。因此，在选择药物时要考虑长期用药的安全性。服药的原则是按需用药，通常建议是间隔2～3天服用一次抑酸药物。具体细节可咨询医生。

 胃食管反流病常用的药物和服用方法?

1. 质子泵抑制剂是治疗胃食管反流病的首选药物，如奥美拉唑、埃索美拉唑、泮托拉唑、雷贝拉唑，单剂量，每日1次，空腹吞服。

2. 组织胺受体拮抗剂，如法莫替丁、雷尼替丁，通常为每次1片，每日2次，空腹吞服。

3. 铝碳酸镁，如达喜，每次1～2片，嚼碎服用，用于偶发症状或应用上述药物症状不能完全控制的情况，临时服用。不建议老年人长期应用。

 内镜下或腹腔镜下微创抗反流手术是否适用于老年人？

　　老年人选择抗反流手术一定要慎重。最重要的原因是随着年龄增加，消化道动力下降，抗反流术往往是增加抗反流屏障作用，并不能改善胃肠道的动力功能。因此，建议老年人是否行抗反流术一定多咨询几位具有专业水平的医生。

（孙晓红）

第十八章

消化不良

 腹胀、没有饥饿感是怎么回事？

可能是消化不良。消化不良是指源于上腹部的一种或一组症状，如餐后饱胀、早饱、上腹痛和/或上腹灼热感等，也可伴有上腹胀气、嗳气、恶心或呕吐等非特异性症状。消化不良症状的产生与胃肠道疾病有关，也可与胰、胆、肝脏疾病等有关。从病因上消化不良可分为器质性消化不良和功能性消化不良。

注：餐后饱胀，即感觉食物在胃中存留的不舒服感；早饱，即进餐后很快就感觉饱胀，进餐量未达正常饮食量，以至于不能吃完整顿饭。

 什么原因可以导致消化不良？

消化不良的病因包括器质性和功能性两种。器质性指慢性糜烂性胃炎、消化性溃疡、胃部肿瘤、药物等。当没有发现器质性因素时出现消化不良症状，应考虑功能性消化不良。

 什么是功能性消化不良？诱发因素有哪些？

功能性消化不良是消化不良症状持续6个月以上，无器质性疾病证据。尤其是胃镜检查仅提示慢性浅表性胃炎或慢性萎缩性胃炎。引起消化不良症状常见的因素包括：①与食物有关，如冷食、刺激性食物等。②与某些药物有关，老年人往往服用多种药物。③与消化酶不足有关，如胃酶、胰酶分泌不足。④与情绪和睡眠有关，如失眠、抑郁等。⑤与气候变化有关，如冬春和秋冬换季时高发。⑥与胃肠动力有关，如便秘、腹泻等。

 消化不良需要警惕哪些"报警症状"？

多种原因可导致消化不良症状，如出现下列报警症状需及时就诊，以免贻误治疗时间。报警症状包括：消瘦、贫血、上腹部包块、呕吐、呕血和/或黑便，有消化道肿瘤家族史。既往诊断为功能性消化不良但近期症状有所变化者也建议高度重视。首选的检查是胃镜，对于不能耐受胃镜检查或有内镜检查禁忌的老年人（如服用抗血小板、抗凝药物暂不能停用者），可以选择上消化道造影。

 心情与消化不良有关吗？

胃肠道对环境应激和心理变化非常敏感，这是因为脑-肠轴之间存在着密切联系。如长期情绪抑郁，可延缓胃的消化和排空；而焦虑则加快胃肠运动，从而产生胃肠动力失衡，导致内脏感知异常，信息再上传至中枢神经系统，使得症状进一步加重，造成患者很大的心理负担。

功能性消化不良是"神经病"吗？

首先肯定的是，功能性消化不良患者不是"神经病"患者。老百姓常常说的"神经病"其实是医学上说的"精神病"。功能性消化不良的患者往往伴有精神心理方面障碍。一方面可能不良的环境因素或精神方面重大创伤可导致脑−肠轴调节功能失衡，另一方面功能性消化不良患者往往因为药物治疗欠佳或因症状反复发作、恐癌等心理状态，表现出抑郁、焦虑、疑心病、生理性感觉过敏等心理障碍，部分患者有失眠、紧张、头晕等症状，严重的患者可能被诊断为抑郁或焦虑状态。

 消化不良的患者饮食需注意哪些问题？

消化不良的患者应注意养成良好的生活和饮食习惯，定时定量规律饮食方式。平时容易饥饿的患者可以采取少食多餐的方式。饮食清淡易消化，患者平时宜选择一些容易消化的食物，如软米饭、萝卜、菠菜、南瓜、豆腐、鸡蛋、鱼肉、瘦肉等。烹饪方式宜清炒、清蒸。切忌进食过饱、过快或进食可能诱发症状的刺激性食物，包括辛辣和油腻的食物。要戒烟酒。对于进食后消化不良症状加重者，应在不改变热量的基础上，减少食入量，减少脂肪成分。

 消化不良的药物选择有哪些？

常用的药物有抗酸药物、抑酸药物、胃黏膜保护剂、促动力药物、消化酶，部分患者需要心理行为方面的疏导，一小部分患者需要抗焦虑和抑郁的药物治疗。①抗酸剂：如氢氧化铝、铝碳酸镁等。铝碳酸镁除可抗酸外，还能吸附胆汁，伴有胆汁反流的患者可选用。②抑酸剂：适用于以上腹痛、胃灼热为主要症状者。常用抑酸剂包括H_2受体拮抗剂（如法莫替丁）和质子泵抑制剂（如各种拉唑类药物）两大类。③促动力剂：目前常用的药物如莫沙必利和依托必利。④助消化药：如复方消化酶、胰酶、益生菌等。⑤是否需要根除幽门螺杆菌治疗，对于老年人来说具有一定的争议，建议咨询医生。⑥抗抑郁治疗，需要在与医生充分沟通的基础上，审慎选择药物。

 消化不良的治疗目的和原则是什么？

治疗目的是消除患者顾虑，改善症状，提高生活质量。治疗原则是建立在良好医患关系基础上，根据主要特异性症状给予有针对性的治疗。

（孙晓红）

第十九章

老年人厌食症

 吃饭没有以前香、体重逐渐下降，是不是得了严重的疾病？

出现这种情况第一时间一定要咨询医生，医生会通过客观检查帮助老年人确定有无严重疾患。

在排除器质性疾病后，导致老年人食欲和体重减轻的原因，要考虑以下方面：①与增龄相关，嗅觉味觉减退、消化功能减弱，又称老年性厌食。②药物因素和慢性病。③各种原因主动或被动限制饮食，如担心体重增加、口腔牙齿问题、食物获得问题等。④精神心理因素。

 怎么评估老年人是否有厌食？

可以通过几个问题进行评估，如食欲、进餐时的饱胀感、食物的味道、每日进餐次数。食欲可分为非常差、差、一般、好、非常好五个等级（图19-1）。如果累计总分14分及以下，提示有厌食方面的问题（表19-1）。

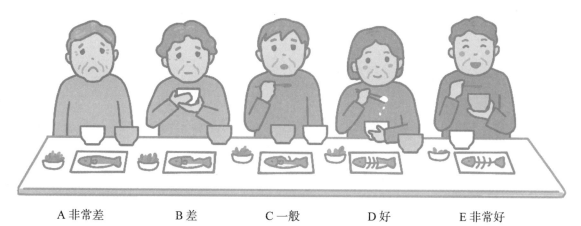

A 非常差   B 差   C 一般   D 好   E 非常好

图 19-1   食欲分级

表 19-1   老年人厌食评估量表

	A	B	C	D	E
我的食欲	很差	差	一般	好	很好
当我进餐时	进食几口即感到饱胀	进食1/3量感到饱胀	进食1/2量感到饱胀	几乎完成进餐时感饱胀	很少有饱胀感
食物的味道	很差	差	一般	好	很好
一日进餐次数	少于1餐	1餐	2餐	3餐	3餐以上

注：评分标准：A＝1；B＝2；C＝3；D＝4；E＝5。总分≤14为异常。

 ## 食欲差或厌食会导致哪些不良后果？

很多人认为，随着年龄增长摄入量减少，消耗量也随之减少是正常的自然衰老现象，但这种认知是错误的，尚未得到老年人和家人的足够重视。总的来说，厌食、摄入减少，导致营养摄入不足，表现为体重减轻、衰弱，可影响老年人的生活质量，影响急性疾病的预后，甚至危及生命。

对于厌食的老年人如何准备食物?

嗅觉和味觉减退在老年人中非常常见,往往易被忽略。因此,在准备食物时应注重食物的颜色、口感、温度和摆放,尽可能迎合老年人的食物偏好。一些香草、调味品(如酱汁、醋或味精)有助于刺激味觉和嗅觉,热的食物有助于代偿老年人常见味觉和嗅觉丧失,但要注意避免使用过多的糖和盐。

 少食多餐能弥补进食不足吗?

答案是肯定的。健康老年人推荐总热量为30 ～ 35kcal/(kg·d),其中蛋白质摄入量为1.2g/(kg·d)。宜一日三餐,建议每餐摄入蛋白质的量为25g(大概为半个手掌大小的肉类)。另外,要注意补充适量维生素、膳食纤维等。厌食的老年人因缺乏饥饿感或对进食缺乏兴趣很难能达到上述标准。建议在两餐之间口服补充营养制剂和所缺维生素及微量元素。也可以在两餐之间添加辅食如小点心、去乳糖牛奶等。食物制备应注重色彩丰富、味重,可以小量多次随意获取。

 运动能增加老年人的食欲吗?

答案是肯定的。老年人一定要选择合适的运动。建议最好集体活动,这样可以增加老年人的社会认同感,改善心情,增进食欲。

轻松愉快的进餐环境有利于增加食量吗？

　　建议老年人与家人或多人共同进餐，可以增加进餐时的气氛和提高食欲。对于需要帮助进餐的老年人，应适当做好手和口腔护理，将老年人安排于比较舒适的位置，做好进食准备。

（孙晓红）

第二十章

帕金森病

 帕金森病的发病机制是什么？

2003年，德国的学者Braak发表了一篇具有里程碑意义的文章，基于病理学的发现对帕金森病进行了病理演变的推论。研究结果发现，帕金森病的病理变化始于嗅球，并从脑干下部逐级向上发展，直至累及病变的核心区——黑质致密部（图20-1）。至此，患者才表现出经典的帕金森病样的临床症状。此后，病变继续向皮层蔓延，出现高级认知相关的症状。在帕金森病的发展进程中，脑内多巴胺能神经元的残存数量逐渐减少，帕金森病的症状逐渐显现并加重。推测这些问题的形成可能与年龄、环境、遗传、脑动脉硬化等因素有关。

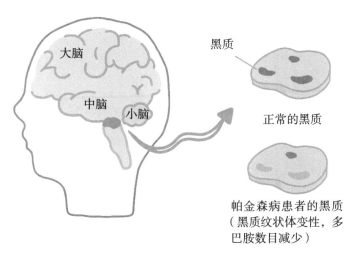

图20-1　帕金森病患者的黑质

帕金森病有哪些临床表现?

我们最初对帕金森病的认识是从运动症状开始的,最早的病理学解释是黑质多巴胺能神经元发生退变。随着对病理学认识的进步,我们现在知道,帕金森病的病理特征是突触核蛋白异常聚集,它们广泛地分布于中枢、外周和自主神经系统,因此帕金森病是多系统疾病。临床上对应的表现既包括运动表现,又包括非运动表现。

运动表现包括4个主要特征:运动迟缓、静止性震颤、肢体僵硬以及步态平衡障碍。其中最重要的是运动迟缓,包括两方面的含义:一是运动幅度变小,如说话声音变小变低、写字变小、走路时摆臂的幅度变小、步子变窄等;二是运动速度变慢,如走路、穿衣服变慢,刷牙的动作变得不灵活等。一般来说,只要具备了运动迟缓,再增加其他任何一个主要特征,帕金森综合征的核心症状就成立了(图20-2,图20-3)。

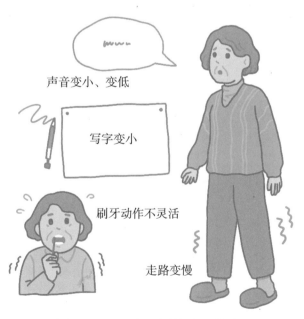

图20-2　运动迟缓的主要特征

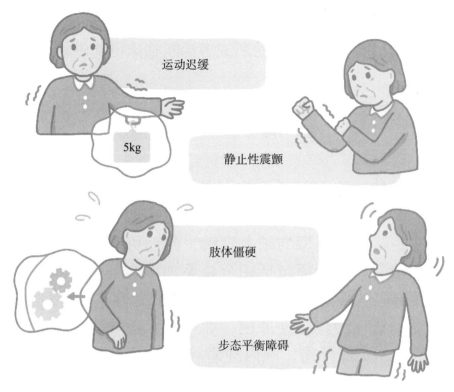

图 20-3   运动表现

非运动表现分为自主神经功能障碍；情绪、认知、精神障碍；睡眠障碍；疼痛等感觉障碍。在疾病过程中逐渐出现并加重，对患者的生活质量有不可低估的影响。

 临床如何诊断帕金森病?

由于帕金森病的临床表现多样，缺乏特异性的诊断标志物，诊断是非常困难的。到目前为止，帕金森病的诊断仍然主要依据临床表现配合辅助检查来实现。因此，即便到了科技日益发达的今天，帕金森病的诊断仍然需要专家经验。

2015年，国际运动障碍病协会更新了诊断标准，将诊断分成了2个层级：临床确诊的和临床可能的。新标准的流程是：首先，确立帕金森综合征的核心症状。其次，按照绝对排除、警示征和支持征的顺序，逐级确立是否可以排除、诊断或者诊断临床可能的帕金森病。

 帕金森病和帕金森综合征有什么区别？

帕金森病是一种不但要具备临床特征，而且要符合病理学特征的疾病。很多具备临床特征的患者并非在病理上符合帕金森病的特点，因此这些就不是典型的帕金森病，我们可以笼统地称之为帕金森综合征。帕金森综合征包括帕金森叠加综合征（多系统萎缩、进行性核上性麻痹、路易体痴呆和皮质基底节变性）、继发性帕金森综合征（继发于某一种获得性原因，如药物、毒物、代谢性疾病、脑血管病、脑炎、头部外伤、颅内肿瘤等），以及遗传变性相关帕金森综合征，后者通常具有更为明显的遗传或基因特征。

不典型帕金森病各有特点，但共性的表现是药物反应不佳。因此，药物反应是鉴别帕金森病和帕金森综合征的试金石。一般来说，帕金森病的患者对于帕金森药物的治疗反应非常好，而且药物治疗效果可以维持多年。而帕金森综合征的患者，通常对帕金森药物的治疗反应不明显，或者不持久。

 手抖是帕金森病吗？

手抖不等于帕金森病，帕金森病也并不都会出现手抖。诊断帕金森病最重要的核心特征是动作迟缓。

抖，在医学术语中称为震颤，是指身体某一部分节律性、不自主的震荡运动。震颤在老年人中尤为常见，且随着年龄的增加而出现率逐渐提高。70岁以上的老年人震颤出现率为20%，90岁以上的老年人则将近一半有震颤的发生。

我们一般从分布、诱发条件和频率这三个角度来描述震颤的特点，其中震颤的诱发条件最为重要，据此分为静止性震颤和动作性震颤。静止性震颤的特点是静止时出现，随意活动时减轻，精神紧张时加剧，睡眠时消失。静止性震颤更多见于帕金森病，常在疾病早期作为首发症状出现，70%的患者是经典的静止性震颤。分布于肢体、口唇或下颌，肢体的震颤通常不对称。频率是4～6次/秒，类似于搓药丸的动作，被称为"搓丸样"震颤。

另外一个老年人比较常见的震颤性疾病为特发性震颤。一般多见于上肢、头和声音，对称性分布，女性更容易出现头部和声音震颤。头部震颤有点头的，也有摇头的，我们形象地比作yes-yes型或no-no型。特发性震颤的频率较快，每秒可达5～12次。这些震颤往往出现于保持姿势或做动作时，因此容易影响到日常的饮水、吃饭、写字等动作，损害功能。需要注意的是，有些患者在多年的特发性震颤后出现静止性震颤的表现，此时需要警惕是否有合并了帕金森病的可能。

诊断帕金森病我们需要哪些必要的检查？

几乎所有的患者都会被建议做一个头部的MRI或CT，这么做的目的是区分其他可导致帕金森综合征的情况，如多系统萎缩、典型的进行性核上性麻痹、血管性帕金森综合征、正常颅压脑积水等。这些疾病在临床表现上都有可能出现帕金森综合征的特点，但结构影像上会有特征性的提示。通过MRI或CT，可以区分出一部分帕金森综合征。因此可以说，所有患者都有完善头部结构影像检查的必要。

有些时候，医生会建议患者完善多巴胺能PET显像。这个检查的主要目的在于与特发性震颤进行鉴别，通常特发性震颤（ET）在检查结果上应该是正常的。因此，突触前多巴胺能显像正常（阴性结果）是可以排除帕金森病诊断的。

帕金森病的临床确诊还需要支持证据，嗅觉、黑质超声、心脏交感神经显像的异常结果可以提供支持证据。此外，可以用于帕金森病的辅助检查还有左旋多巴负荷试验、基因检测等。这些检查都有其适用范围；对于结果，无论是阳性还是阴性，都有其对应的临床意义。需要根据临床的具体情况，由有经验的专科医生开具，并进行结果的解读。

 如何选择最适合自己的药物？

专业医生首选药物的出发点是看患者当前的生活质量。当运动症状对生活质量构成影响时，使用复方左旋多巴类药物。当尚未构成影响时，考虑非麦角类受体激动剂或单胺氧化酶B抑制剂。选药依据综合考虑了三类药物对运动症状控制的效果、对日常活动能力改善的程度、不良反应及对运动并发症的远期影响。左旋多巴对运动症状的控制作用最强，改善日常活动的能力最大，不良反应较少，虽然存在远期运动并发症的可能性，但并非不可控。因此，可以成为运动症状影响生活时的首选。受体激动剂和单胺氧化酶B抑制剂改善症运动状的强度相对较弱，也有一定的不良反应，但对运动并发症的远期影响小，所以可以作为运动症状尚未影响生活时的考虑。

认知功能障碍也是一个常常需要考虑的因素。当没有认知损害时，所有的药物都可以考虑；当有认知功能障碍出现时，一般首选的药物就是复方左旋多巴类。此时，也尽量不用抗胆碱药，主要是考虑到抗胆碱药有认知损害的副作用。虽然抗胆碱药对于震颤的控制有比较突出的优势，但由于考虑到它的副作用，即便是以震颤为主的患者，一般也不首选抗胆碱药，只作为其他抗帕金森药物疗效欠佳时的添加治疗。

选药时，不仅要考虑对运动症状控制的要求、是否有认知损害、副作用的多少，还要考虑老年人经济方面的承受能力。最贵的药并不一定是最适合的，因此帕金森病患者不必过于追求价格，更加不能根据价格来判断药物优劣。

 服用帕金森病药物有哪些注意事项？

1. 帕金森病药物的总体用药原则是细水长流，用最小的剂量达到最大的治疗效果。随着疾病程度的加重，药量缓慢递增，这种加药的方式就好像往试管里一滴一滴地加试剂一样，我们称为"滴定"。这样的加药方式最大限度地避免了快速增量给患者带来的副作用，同时也能有利于患者充分地观察药效。在药物剂量调整的阶段，也需要掌握"少"和"慢"的原则。例如，多巴丝肼的增量以一次增加1/4片为宜。增加最好限于药效欠佳的那一顿。观察3～5天，再考虑是否需要继续调整。如果调整后仍然不能解决问题，建议及时联系专科医生，获得专业的指导意见。

2. 帕金森病药物不能突然停用。当帕金森病患者合并肺部感染、消化道出血、外科手术等情况，意识水平下降，进食受限，或者医嘱要求患者禁食时，此时帕金森病药物往往被当作可有可无的慢性病药而停用。突然停药最严重的后果是恶性综合征，患者会出现肢体僵硬、运动不能、吞咽困难，严重者伴随高热、大汗、明显震颤、肌酶水平升高，甚至肾衰竭、弥散性凝血功能障碍，死亡率极高。通常在停药后1～4天内出现，有些患者可以在停药后24小时内快速发生。因此，帕金森病患者需要谨记，任何时候帕金森病药物不能突然停用，特殊的情况下，需要请运动障碍专科医生协助调整用药。

 除药物治疗外，帕金森病还有哪些治疗手段？

帕金森病的治疗强调的是综合治疗，常用的手段包括药物治疗、手术治疗、康复治疗、心理治疗以及长期的照料。这些都是我们对帕金森病治疗的辅助措施。

手术治疗指深部脑刺激术（DBS）俗称脑起搏器。适用于原发性帕金森病患者，病程至少4年，出现药物调整不佳的运动并发症，且没有不可纠正的认知和精神障碍。康复治疗适用于帕金森病的全程治疗，早期积极的康复训练有助于延缓疾病进展，中晚期康复训练有利于改善平衡、僵硬等问题。

 ## 帕金森病能预测吗？

2015年国际运动障碍病联盟（MDS）推出了首个前驱期帕金森病的研究标准。该标准尝试定义单个个体患有帕金森病的可能性，主要用于神经保护研究的开展。

目前认为，80岁以上的老年人群患帕金森病的机会是50～54岁年龄段人群的10倍。既往的研究还让我们知道了帕金森病的一些风险因素。例如，男性患帕金森病的风险比女性高。暴露于农药的人群患帕金森病的风险比没有暴露史的高。有帕金森病家族史的人群患帕金森病的风险比没有家族史的高。携带已知致病基因的人比不携带致病基因的患病风险高。

对于一个具体的个体，根据他/她的性别、年龄、是否有农药接触等风险因素，以及有无便秘、嗅觉丧失、快动眼睡眠行为障碍（RBD）等早期症状的情况，可以大致计算出该个体患帕金森病的风险；当然具体的计算和判断需要由专业的医生来完成。

（王 含）

常见老年综合征

第二十一章

老年人视力下降

 人老了视力就会下降，这样说对吗？眼睛都有哪些变化呢？

随着年龄增长，视觉器官老化，以及合并常见的老年性眼部疾病，会出现视力下降。眼睛变化有：结膜由透明变暗，呈褐色；眼泪分泌变少，眼睛发干；角膜边缘部位因为毛细血管硬化与闭塞，出现灰褐色的老年环；瞳孔变小，减少光线进入眼球；视网膜血管硬化；眼睛里的凸透镜——晶状体，随年龄增加不断增大，变硬，由透明逐渐变混浊等，发生老年性白内障。老年人常见眼部问题见图21-1。

●视力下降
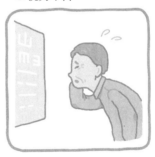

●视物模糊

●双影或多影
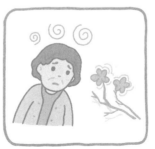

●光敏感

图21-1　老年人常见眼部问题

老年人的视力下降都有哪些原因呢？

常见的可引起老年人视力下降的各种眼部疾病包括如老年性白内障、年龄相关黄斑变性、屈光不正、糖尿病视网膜病变、青光眼等。出现视力下降时，老年人应及时到医院就诊，弄清楚视力下降的原因，得到有效治疗。

 什么是老花眼?

老年期以后，眼睛里的晶状体硬化，睫状肌衰弱，伸缩性下降，生理性的调节功能变弱，这就使我们看近物的时候不能形成适当的凸度，降低了对入射光线的折射，造成聚焦困难，使视网膜成像变得不清楚，就成为远视眼（俗称"老视""老花眼"）。

 老花眼有哪些危害，需要怎么治疗呢?

老花眼引起的视物模糊会影响老年人的工作和生活，还会引起眼睛干涩，未矫正的老花眼还可以引起视力疲劳，导致眼痛、头痛、恶心、呕吐等，前额过早出现皱纹。治疗老花眼应到医院眼科进行验光，通过戴老花眼镜、变焦眼镜矫正视力。老花眼会随着时间变化，一般3年就需要重新验光配镜。

什么是老年性白内障，怎么治疗呢？

　　老年性白内障又称年龄相关性白内障，指中老年开始发生的晶状体混浊，50岁及以上的人群比较常见，年龄越大，发病率越高。初期白内障可不影响生活，但晚期可导致失明。治疗上，药物治疗疗效都不明确，疾病早期可以去医院就诊，进行显然验光矫正视力，通常不影响工作；随诊病情进展，根据白内障成熟的程度，经过医生评估，如果有手术指征，可以进行手术治疗。手术治疗是治疗白内障最基本、最有效的方法。目前主要采用白内障超声乳化联合人工晶体植入技术。

 什么是青光眼？

　　青光眼是一种严重的眼部疾病，是眼压持续升高导致的进行性视力损害，伴有视野缺损。青光眼有多种表现，从婴儿到老年人均可患病，而且多为终身性。可导致不可逆转的失明，是导致人类失明的三大致盲眼病之一。原发性青光眼包括开角型青光眼和闭角型青光眼。可以采用药物、激光、手术等方式降低眼压。部分开角型青光眼可以眼压正常、起病隐秘，不容易被发现。所以老年人应该每年定期进行眼科筛查，可以及时发现问题、进行干预。

 合并青光眼的老年人用药有什么需要注意的？

　　临床上很多药物都可以引起眼压升高，加重青光眼患者的症状，特别是闭角型青光眼的患者应禁止或谨慎使用。调整药物前应仔细阅读说明书注意事项。一些常用的药物，包括抗胆碱药，如阿托品、山莨菪碱、东莨菪碱、颠茄合剂、异丙托溴铵气雾剂等；抗精神病药和抗抑郁药，如氯丙嗪、氟奋乃静、氟哌噻吨美利曲辛、奥氮平、多塞平等；抗焦虑药，如氟西泮、氯硝西泮、劳拉西泮及艾司唑仑、阿普唑仑、奥沙唑仑等；抗震颤麻痹药，如苯海索、左旋多巴、卡比多巴、多巴丝肼等；还有其他如含洋金花、曼陀罗等成分的中药或中成药等，这些药物都可以导致眼压升高，并成为闭角型青光眼急性发作或加重的诱因，应禁止使用。还有一些药物包括抗精神病药和抗抑郁药，如氟哌啶醇、氯氮平、舒必利等；抗过敏药，如氯苯那敏、苯海拉明、异丙嗪、赛庚啶等；抗感冒药，主要包括含有扑尔敏和/或伪麻黄碱等药物的复方制剂；硝酸酯类等治疗心绞痛的药物；新一代抗抑郁药包括帕罗西汀、西酞普兰等；其他，如肾上腺糖皮质激素、麻黄素等也有可能引起眼压升高，并成为闭角型青光眼急性发作或加重的诱因，但其出现这类副作用的概率相对较低，在权衡利弊后，可谨慎使用。所以有青光眼的老年人，在医生开处方时一定要告诉医生自己的青光眼病史，医生会根据情况调整用药。

 什么是老年性黄斑变性？有哪些危险因素？

随着年龄增加，视网膜组织退化、变薄，引起黄斑功能下降；黄斑变性是眼底黄斑区结构的衰老性改变，也是50岁及以上人群的主要致盲原因，可引起不可逆的中心视力丧失。黄斑变性的危险因素中吸烟是目前最确定的危险因素，已经为众多研究所证实；此外，其他危险因素还包括年龄、肥胖与高血脂、光损伤等，也可由外伤、感染或炎症引起，有一定的遗传因素。

有什么办法可以判断自己是不是得了黄斑变性呢？

　　我们可以采用阿姆斯勒方格，这是一种用于检测和跟踪黄斑病变的表格。由10cm×10cm的表格包含400个方格和黑色背景下的白线组成，距离30cm时，约占1°视角。较为常用的两种分别是原始的白线黑背景表格和黑线白背景表格。患者可以用来进行自查及监测病情变化，黄斑变性的患者可见方格条纹弯曲、缺失。常规体检40～54岁者应每3年进行1次眼部检查，55～64岁每2年检查1次，65岁及以上每年检查1次。如果突然出现视物变形，常提示黄斑变性可能发生了变化，需要及时去眼科就诊（图21-2）。

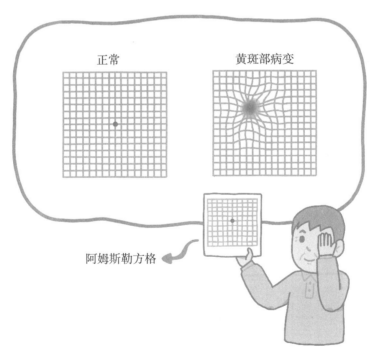

正常　　　　黄斑部病变

阿姆斯勒方格

图21-2　阿姆斯勒方格检查

老年人该怎样预防黄斑变性呢?

　　预防黄斑变性首先要戒烟,同时应注意饮食补充叶黄素、维生素C、维生素E和锌,可多食用颜色鲜艳的蔬菜水果、深海鱼类;外出戴墨镜或太阳镜避免强光直射可起到一定程度的预防作用。有老年性黄斑变性家族史的人群,应尽早去医院排查。已患黄斑变性的老年人应早治疗,并使用前述方法经常监测视力变化。

(曾　平)

第二十二章

老年人听力下降

 老年人为什么会出现听力下降?

随着年龄增长，听觉器官会老化，引起听力下降；老年人常会合并一些急慢性疾病，如高血压、糖尿病、高脂血症，引起或加速听力下降；一些抗生素具有耳毒性，也可引起听觉器官的损伤；外界环境因素，如噪声也会引起听力下降；还有遗传因素、精神压力、饮食、代谢异常都可以影响到老年人的听力。

 什么是老年性耳聋？

老年性耳聋是老年开始出现的、双耳对称的、渐进性的神经性耳聋。人体随着年龄增长会出现一系列衰老现象，老年性耳聋是由听觉系统衰老引发的听觉功能障碍。根据听力学的研究，男性约从45岁以后开始出现听力衰退，女性稍晚。随着人类寿命的延长，老龄人口的增多，老年人耳聋的发病率也有所增加。

怎么样预防老年性耳聋?

目前还没有明确的方法可以逆转听力老化的进展。但如果能在日常生活中注意预防保健,还是可以延缓听力老化进程的。一般建议老年人养成良好的饮食习惯,注意营养,多补充锌、铁、钙等微量元素,尤其是锌元素,对预防老年性耳聋有显著效果;保持情绪稳定,避免情绪激动导致耳内血管痉挛、加剧内耳的缺血缺氧、最终导致听力下降;避免在噪声很大的地方工作生活过长时间,尽量避免长期噪声刺激,遇到突发性噪声时,要尽快远离,以减少噪声对双耳的冲击和伤害;戒烟戒酒;加强体育锻炼,促进全身血液循环,改善内耳的血液供应。

 耳鸣是什么,都由什么原因引起?

根据是否影响听力,耳鸣可分为2种。影响听力的耳鸣是大脑对耳部、听觉系统损伤的感觉神经反应,表现为耳朵里有鸣响声,鸣响声或细或粗,并妨碍听觉,通常和听力损失有关。心血管系统病变、耳毒性药物影响、吸烟、噪声、精神紧张和疲劳、饮酒都可以引起或加重耳鸣。常见的疾病有血管性疾病、老年性耳聋、中耳堵塞、头颈部外伤等,还有其他系统性疾病如糖尿病、甲亢、抑郁症、听神经瘤等。还有一种耳鸣对听力没有影响,称为良性耳鸣,如果检查未发现异常,且对日常生活没有影响,可以不用治疗。

出现听力下降该怎么办呢？

老年人出现听力下降需要做好耳部保护，远离噪声，避免用硬物挖耳朵，谨慎使用药物，尽量避免耳毒性药物。及时就诊，进行听力筛查，去除可逆性因素，可有助于听力改善。戴助听器可以缓解听力问题，协助顺畅交流。

 助听器可以随便去买一个吗？

听力下降的老年人需要选用助听器来提高听力，但需要注意，助听器不能随便买来使用。像配眼镜需要验光一样，验配助听器也是一个科学而精密的过程。需要去有资质的机构就诊，医生首先询问病史，再对听力进行全面测试和评估，绘成听力图。然后医生将所选配的助听器放在助听器检测仪里，通过十几项检测，看其各项性能是否达标。还要试戴一段时间，对助听器的各种装置反复调节。

 有"耳屎"了怎么办？老年人喜欢挖耳朵好不好？

耳屎，学名耵聍，是外耳道耵聍腺的分泌物，对外耳道皮肤有一定的保护作用。但耵聍过多会堵塞外耳道，影响听力，有时还会刺激外耳道，使耳道发痒，需要及时清理。如果掏耳朵用力不当，最容易造成外耳道损伤感染而成疖肿，引起耳部疼痛，影响张口和咀嚼，甚至可以导致听力减退。常掏耳朵还可使外耳道皮肤角质层肿胀，阻塞毛囊，有利于细菌生长，导致耳道奇痒、流黄水。外耳道皮肤长期慢性充血，还容易刺激耵聍腺分泌，"耳屎"反而会更多。反复掏耳朵还容易刺激皮肤鳞状细胞或基层细胞层增殖，诱发外耳道乳头状瘤或将霉菌带进外耳道。由于外耳道为弯曲、较深的腔洞，又比较潮湿，有利于霉菌的生长繁殖，使耳道奇痒难忍。如果霉菌生长在鼓膜上，可出现听力减退及耳鸣。建议可用脱脂棉卷成棉签儿或耳道勺，轻轻地把耵聍清理出来，如果太多难以掏出，可到医院请医生处理。

 老年人突然发生耳聋是怎么回事？

突然发生的耳聋医学上称为突发性耳聋，是老年人常见的疾病。患者一下子失去听力，会产生很大的心理压力和困惑。突发性耳聋发病的原因多样，常见的原因有血管病变、迷路膜破裂、病毒感染、使用耳毒性的药物等。出现突发性耳聋后应及时去医院就诊，完善相关检查，针对病因进行治疗。

 老年人中耳炎有什么表现？

中耳炎是累及中耳（包括咽鼓管、鼓室、鼓窦及乳突气房）全部或部分结构的炎性病变，绝大多数为非特异性炎症。耳内闷胀感、听力减退及耳鸣为中耳炎最常见症状。急性化脓性中耳炎如果治疗不及时、不彻底，则大多转为慢性中耳炎。慢性鼻炎、鼻窦炎及慢性扁桃体炎也可伴发慢性中耳炎，表现为耳内流脓，伴耳鸣及听力下降，有时还会出现眩晕、头痛。老年慢性中耳炎的症状不典型，缺乏耳痛、外耳道流脓等临床表现，多以听力减退为主要表现（图22-1），常被误认为是老年人的生理减退，或脑动脉硬化、高血压的并发症而延误治疗；老年人的慢性中耳炎病情隐匿，直至耳聋、耳鸣，或出现颅内并发症才被发现；可以病程很长，反复发作，由此造成老年患者不同程度的听力减退；而且并发症多，可伴随迷路炎、颅内感染等，严重者可引起脑脓肿而危及生命。所以当老年人出现听力减退或耳朵不时流出灰色或黄色的脓液时，要及时去医院耳鼻喉科检查，以尽早发现病灶、及时治疗，防止颅内外并发症的发生。

（曾　平）

第二十三章

老年人嗅觉、味觉下降

 老年人嗅觉下降是正常的吗？都有哪些原因？

　　嗅觉可以随衰老而下降，在我们鼻腔上鼻道内有嗅上皮，嗅上皮中的嗅细胞，是嗅觉器官的外周感受器，而气味传到大脑里，相对应的嗅觉中枢称为嗅球。随着年龄增加，嗅上皮的表面积缩小，嗅球的细胞体和神经元数量也会减少，从而影响到嗅觉。其他一些疾病或情况也会引起嗅觉减退和嗅觉消失（图23-1），如面部创伤、鼻部手术、中枢性嗅觉损伤、干燥综合征、甲状腺功能减退、糖尿病、病毒感染、营养不良/恶性贫血，以及烟草、药品或有毒物质接触。需要针对不同的病因来治疗嗅觉下降，但一旦嗅觉神经末梢被损坏，则很难恢复嗅觉。

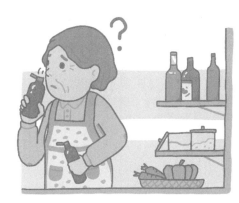

图23-1　老年人嗅觉减退/消失

 老年人为什么会出现味觉下降？应该如何改善呢？

　　老年人味觉减退原因很多。随着年龄的增加，部分味蕾萎缩，味觉功能降低甚至味觉丧失。老年人味蕾对盐敏感性下降，对苦敏感性增加，导致老人做菜可能会多加盐，容易引起盐摄入过多。老年人口腔问题较多，如口腔黏膜疾病、龋齿、牙周病、牙齿缺损等，可造成咀嚼困难，影响唾液分泌，逐渐引起味觉减退甚至丧失。一些慢性病如糖尿病、帕金森病、心血管疾病、肝病、消化道功能紊乱及老年痴呆等都可以引起味觉下降。此外，嗅觉下降也可影响味觉。

对于老年人味觉下降，需要先明确味觉下降的原因，及时就诊，纠正可逆因素。另外，可以加强锻炼，延缓全身衰老过程；刷牙尽量少刷舌苔，减少对舌乳头的刺激；少吃刺激性强的食物，尤其已经出现味觉退化的老年人不能为了强调口感，而吃过咸、过辣的东西；尽量饮用清淡的饮料，避免甜腻的饮料，以减少甜物在口腔中停留而产生影响味觉的酸性物质。

 老年人鼻窦炎都有什么表现，要治疗吗?

鼻窦炎是以鼻塞、流脓鼻涕、头晕、头痛、嗅觉减退为主要表现的疾病。老年人因为受年龄和生理变化的影响，新陈代谢缓慢、血管硬化、鼻纤毛功能活动减退，且自我防御能力较年轻人差，更容易发生鼻炎或鼻窦炎。在患有慢性鼻炎、鼻窦炎时，鼻甲水肿有时明显，有的还可转变为鼻甲息肉样变。由于老年人鼻黏膜萎缩，腺体分泌功能减退，鼻炎/鼻窦炎可引起鼻塞、鼻腔干燥、易出血、嗅觉减退等症状。老年人免疫力低下，鼻炎/鼻窦炎比较容易复发。所以出现上述不适，应该去正规医院就诊，进行规范的治疗。

 口臭是什么原因，应该怎样处理呢?

口气是从口腔或其他充满空气的空腔中如鼻、鼻窦、咽所散发出的臭气。俗称"口臭"。它严重影响人们的社会交往和心理健康，世界卫生组织（WHO）的报道中已将口臭作为一种疾病看待。口腔局部疾患是导致口臭的主要原因，由未治疗的龋齿、不正常解剖结构、牙龈炎、牙周炎及口腔黏膜病等引起；此外，口腔邻近组织疾病如化脓性扁桃体炎、慢性上颌窦炎、萎缩性鼻炎等，可产生脓性分泌物而发出臭味；但不容忽视的是，口臭也可以是某些系统性疾病的口腔表现，常见的内科疾病如胃炎、消化性溃疡可出现酸臭味，幽门梗阻、晚期胃癌常出现臭鸭蛋性口臭，糖尿病酮症酸中毒患者可呼出丙酮味气体，尿毒症患者呼出烂苹果气味。另外，白血病、维生素缺乏、重金属中毒等疾病均可引起口臭。生理性的原因如饥饿，食用某些药物，食用洋葱、大蒜等刺激性食物，抽烟，睡眠时唾液分泌量减少所致的细菌大量分解食物残渣等都可能引起短暂的口臭。除以上原因外，还有假性口臭，即患者本人自我感觉有口腔异味，但检查结果为阴性，多与一些心理因素有关。

　　口臭查明原因是可以治疗的。如患有可能引起口臭的口腔疾病，应及时进行治疗，如治疗龋齿、拔除无用的残根残冠、去除不良修复体、治疗口腔黏膜病等；同时应注意口腔卫生。对于慢性病如呼吸系统疾病（鼻腔、上颌窦、咽部、肺部的感染与坏死）、消化系统疾病（胃炎、胃溃疡、十二指肠溃疡、胃肠代谢紊乱、便秘等）、实质脏器损害（肝衰竭、肾衰竭）及糖尿病性酮症、尿毒症、白血病、维生素缺乏等所引起的口臭，应该先对这些疾病进行局部或全身的系统治疗。假性口臭可通过解释说明和心理咨询得到改善。

（曾　平）

第二十四章

肌少症、衰弱

 肌少症是怎么回事呢？

肌少症（sarcopenia），又称骨骼肌减少症，指因持续骨骼肌量流失、强度和功能下降而引起的综合征，包含肌肉质量减少，同时存在肌肉力量和/或躯体功能的下降。

 肌少症在我国老年人群中的发病情况如何？

肌少症在不同的人群中，包括在不同的地区，其发病率是不一样的。例如，在社区，它的发病率是随着年龄增加而增加的，60岁以上可能有3%～5%的肌少症人群；但在住院患者中，因为多病共存的问题，这个比例会更高，约10%；如果在养老机构，患病率会更高，可能要到20%～30%。

 提到肌少症与年龄相关，可能会认为是正常衰老的现象，为什么会命名为一种疾病呢？和"衰弱"又有哪些关系呢？

机体各项功能随着年龄增加呈现一个曲线变化过程，在达到一定年龄后会有一个下降，肌肉量也是如此（图24-1）。但有一些人下降的速度会比较快，下降的幅度也很大。都是80岁的老人，都罹患了高血压、糖尿病这些慢性病，有些人可以去游泳、打高尔夫球，但有些人只能在家中被照护，后者就是我们说的"衰弱"老年人。疾病是相似的，年龄是相同的，为什么会有截然不同

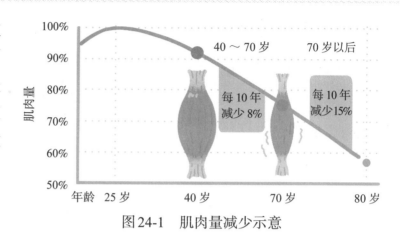

图24-1　肌肉量减少示意

的表现呢？这就是肌肉发挥作用的结果。比正常人机体功能下降速度快的人，就是肌少症人群。

 随着年龄增长，老年人会出现四肢乏力、容易摔倒，这与肌少症有关吗？

这是有可能的。肌少症顾名思义，首先是肌肉量减少，其次还伴有肌肉功能下降。不仅是肌肉少了，肌肉的力量也会下降。因为维持人类的功能和活动最大的一个器官就是肌肉，我们每个人能走、能跑、能动，都是肌肉在发挥着巨大的功能。如果是出现了不明原因的摔倒，或者总是觉得乏力，很有可能是肌肉的问题，患上了肌少症。

 发生肌少症的机制及病因有哪些？

肌少症是一种增龄性的改变，随着年龄的增加，发病率越来越高。在年轻的时候，每个人的肌肉量是越来越高的，大概40岁达到顶峰，然后出现下降。肌少症首先和年龄的变化有关；其次是营养摄入不足（如蛋白质的摄入不足）或锻炼不充分，这些都会影响肌

肉量。另外还包括消耗性疾病，如一些慢性炎症性疾病、肿瘤或慢性心肺功能受损的疾病，都可能会加速肌肉的代谢，从而引起肌肉减少。

 有没有说哪一类老年人容易得肌少症呢?

从病因角度来说，有一些老年人摄入减少，就比较容易得肌少症。有的老年人追求"人生难买老来瘦"，什么都不吃，但是没有充足的营养尤其是蛋白质的摄入，就没有肌肉合成的原料，肌肉肯定会减少。再有一点就是老年人很少运动，这就缺失了肌肉合成的加工厂，也会造成肌肉减少。另外还有糖尿病、骨质疏松或一些肺部疾病，这种消耗性疾病造成肌肉的分解大于合成，也会造成肌肉量减少。

 有没有一些办法，老年人能够自我判断是否得了肌少症呢?

1. 自我测评——指环测试（图24-2）。

2. 完成自评调查问卷SARC-F。通过自己在家中的表现，就可以判断自己的肌肉力量有没有问题。如几个简单的问题：①力量——提5kg的重物，觉得费不费力？不同的程度等级对应不同的分数。这是一个反映我们上肢力

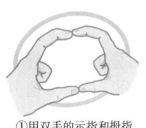

①用双手的示指和拇指圈成一个圆。

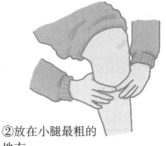

②放在小腿最粗的地方。

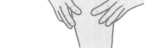

③圈不起来为肌少症低风险。

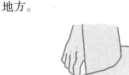

④圈起来有空隙为肌少症高风险。

图24-2　指环测试

量的测评。②辅助行走——在房间中正常行走，没有任何辅助工具的情况下，是否有困难？③起立——从椅子上站起来，不借助上肢的力量，自己能不能站起来？这是一个很好的考验下肢力量的方法。④爬楼梯——爬一层楼或十级台阶，会不会有困难？⑤跌倒——没有任何外力撞击的情况下，不明原因的摔倒，这已经是肌少症的不良后果了。如果已经跌倒，我们需要更加怀疑有没有肌少症的问题了。

 那临床医生是如何诊断肌少症的呢？

　　根据2020年1月刚刚发布的亚洲肌少症工作组专家共识，如果老年人指环试验阳性或SARC-F评分≥4分，建议去专业医疗机构如老年医学科咨询专业医生做进一步评估。老年人在专业医生的指导下评估：①握力，这反映了上肢力量。如果男性不足28kg，女性不足18kg，这时我们判断为上肢力量下降。②步速，这是一个很全面的衡量肌肉功能的指标。老年人以正常速度走6m的距离，记录时间，计算步速。如果步速＜1m/s，这就存在了步速下降。③肌肉量，通过CT、MRI、X线仪器检测或者通过最简单无创的体脂分析仪评估肌肉含量、脂肪含量情况。如果确实肌肉量减少了，我们就诊断为肌少症。在完成诊断之后，我们会进行严重程度的分级，如测评5次起坐时间、平衡功能，并结合步速，做出SPPB评分，根据分值分为轻中重度。这样我们在后期干预中可以进行有效随诊。

 学习了肌少症的诊断，我们该怎么治疗呢？

　　首先我们应该从病因角度上去治疗，如果这个老年人有慢性消耗性疾病，如慢性心肺疾病、肿瘤，首先要治疗这些原发性疾病。对于单纯由于年龄增加、营养摄入不足或锻炼减少引起的肌少症，我们也要进行针对性治疗，包括三大部分——营养、锻炼、药物（图24-3）。特殊的药物治疗需要在医生的指导下使用，不要擅自应用。

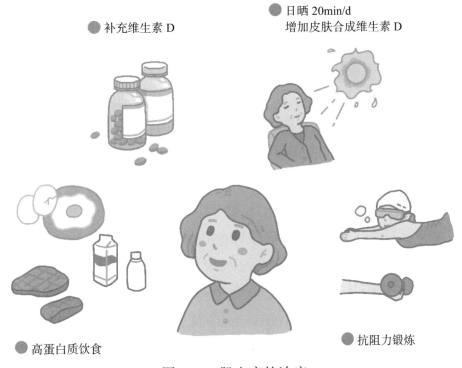

● 补充维生素 D

● 日晒 20min/d
增加皮肤合成维生素 D

● 高蛋白质饮食

● 抗阻力锻炼

图 24-3　肌少症的治疗

 我们知道，对于一些健美的人来说，他们要想长肌肉都是增加蛋白质摄入。那对于肌少症人群，通过吃蛋白质是不是可以增加肌肉呢？

回答是肯定的。像健美人士一样，他们通过摄入大量蛋白质来帮助肌肉塑型。我们当然没有期望老年人变成健美人士一样，但确实可以通过增加蛋白质的摄入，一定程度逆转肌肉的丢失。再举个熟悉的例子，中国有位明星老人，叫王德顺，79岁依然活跃在T台上，他的肌肉量非常饱满。因此，不是年龄大了就一定会变得骨瘦如柴。通过锻炼、科学饮食，老年人也可以获得饱满的肌肉。

 如果我吃得多，肌肉是不是就可以恢复得很快呢？

　　这就要看你吃什么了。如果都是碳水化合物的话，可能吸收到体内转化为糖分，作为"燃料"能量。但对于肌肉合成，一定是蛋白质的摄入。所以，并不是吃得越多越好。在日常生活中，我们应注意饮食的合理摄入，尤其是蛋白质的摄入，如鸡蛋、牛奶、瘦肉中富含蛋白质。按照目前肌少症患者的饮食推荐方案，蛋白质摄入量为每天1.0～1.5g/kg体重，而且应以优质蛋白质为主。但一般情况下，老人由于进食减少，摄入蛋白质的量难以满足，可以补充一些成品制剂，如乳清蛋白，大约1kg牛奶可提取乳清蛋白7g。老年人每天保证摄入1～2kg牛奶是较为困难的，但可以轻易地摄入7g乳清蛋白。另外，老年人由于肌肉功能下降，跌倒是最常见的不良事件，这也在我们前期所提到的SARC-F量表中有所体现。老年人一旦发生跌倒，最担心的便是髋部骨折，造成老年人卧床，出现肺部感染、下肢深静脉血栓等一系列并发症，最后甚至走向死亡。

 除摄入蛋白质外，肌少症患者通过补充维生素 D 可以改善吗？

　　这个也是有循证医学证据的，因为肌肉和骨代谢有共同通路，所以我们通过补充维生素D可以改善肌肉量或改善肌肉功能。在营养摄入方面，一方面是蛋白质，我们提倡乳清蛋白或富含亮氨酸等支链氨基酸的蛋白质，另一方面是维生素D的补充，推荐摄入量为800～1000IU/d。

那我们补充维生素 D 的方法有哪些呢?

补充维生素D的方法中有一个最重要的，可能也是大家最容易忽视的便是日晒。因为在皮肤中合成维生素D的量很高，我们可以在紫外线充足的情况下，暴露上臂，日晒20min/d，从而增加皮肤合成。另外，我们可以口服维生素D制剂，如活性维生素D，对于肝肾功能无明显影响。

 肌少症患者应如何注意进行正确的运动锻炼呢?

很多老年人会说，我每天从早忙到晚，接送孩子、洗衣做饭忙家务，活动量已经很大了。但这些都不是能够增加肌肉量的锻炼。真正能够增加肌肉量的有效锻炼称为抗阻力锻炼。我们可以应用哑铃或家中常用的矿泉水瓶，手臂自然抬举，这便是上肢有效抗阻力锻炼的方式。下肢的锻炼方式可以选择游泳或是小区中的蹬车健身器。

 这些抗阻力运动每天进行多长时间呢?

其实是因人而异的，每位老年人体力状态不一样，要求不一样。平时锻炼可以达到微微出汗或稍稍感觉到累的程度就可以了。然后通过坚持锻炼，耐受的程度会逐渐增加，同时也反映了肌肉功能的提高。

肌少症患者在康复锻炼中有什么需要注意的吗？

不管是简单的抬举矿泉水瓶的动作，还是更为复杂的抗阻力运动，最重要的是注意安全。医务人员会教给患者一些简单的动作，如运动弹力带或小沙袋的辅助使用，但这些均需要在专业医生的评估指导下进行，而且注意不能擅自提高运动强度。因为锻炼也是一种运动处方，不能擅自增减量，有情况要及时与医生沟通进行调整。另外，在一些专业机构或高档养老院中，会有水疗的区域。在专业的医疗人员指导下，患者在水池中行走，设定水流流动速度，从而起到抗阻力作用；也可以在水域中做一些蹬车和简单的游泳运动。这尤其适用于骨关节炎的老年人，因为有骨关节炎的老年人，这些运动均会受限，但是在水域中，由于水的浮力，可以在帮助改善肌肉量的同时，不对骨关节造成二次伤害。

（康　琳）

第二十五章

营 养 不 良

 什么是营养不良?

营养不良是常见的老年综合征,在老年人群中较为普遍。营养不良是指营养物质摄入不足、过量或比例异常,与机体的营养需求不协调,从而对机体形态学和功能及临床结局造成不良影响的综合征,包括营养不足和营养过剩。营养过剩表现为超重,进而肥胖,与多种慢性病发病相关,在年轻老年人和老老年人中较多见;80岁以上老年人和住院老年患者多属于营养不足,表现为能量-蛋白质缺乏或微营养素缺乏。

 营养不良有哪些危害?

营养不良可使住院时间延长、急性疾病后恢复期延长、术后并发症增加、再入院率增高;感染、压疮、跌倒、骨质疏松风险及死亡率升高;会导致肌少症,进而衰弱,使独立生活能力下降。

 为什么老年人容易发生营养不良?

随着年龄增长,由于多器官功能衰退、多病共存、多药共用、厌食等多种因素的影响，老年人的营养摄入往往受到损害，营养不良的风险增加。特别是在急慢性疾病的情况下，营养问题普遍存在，饮食摄入量的减少加上分解代谢疾病的影响，迅速导致营养不良。

1. 衰老。随着增龄，出现味觉及嗅觉功能障碍，控制食欲的激素、神经介质和饱腹中枢均发生变化，从而导致老年性厌食。

2. 非生理因素。①如药物性因素（二甲双胍、SSRI、NSAID、阿片、左旋多巴等）。②情绪因素，如抑郁。③嗜酒。④吞咽功能障碍。⑤口腔问题，如牙齿问题、溃疡。⑥收入不足。⑦认知功能障碍。⑧甲状腺功能亢进或减退、甲状旁腺功能亢进、肾上腺功能减退。⑨肠道疾病（吸收障碍）。⑩社会问题（社会隔离、营养知识缺乏、照护不足等）。

3. 急性疾病/住院相关因素。不能监控膳食摄入和记录体重、代谢需求增加、医源性禁食、营养支持不足均可导致营养不良。

 怎样能知道是否存在营养不良呢？

关注以下两个问题：①是否有非意愿性体重下降？与平时体重相比，6个月内体重下降≥10%或3个月内体重下降≥5%。②与平时进食相比，经口摄食量是否减少？

以上两个问题，符合其中任意一条就要警惕营养相关问题，建议到专业的老年医学科或营养科就诊，请医师进一步评估。

 如何干预营养不良呢？

首先，针对营养不良的危险因素进行干预。其次，可咨询专业营养科或老年科医生调整日常饮食。如果经口正常饮食不能满足推荐的需求，肠内营养制剂是很好的选择。①匀浆膳：适用于胃肠功能正常者。②标准整蛋白配方：适用于胃肠道耐受差，但并无严重代谢异常者。③疾病特殊营养配方：如氨基酸和短肽类制剂适合消化吸收功能障碍者；高能量密度配方适合需要限制总入液量者；还有肝病特异型配方、肾病特异型配方、高蛋白质高能量密度及添加膳食纤维配方等特殊营养配方。

 ## 如果不能经口进食怎么办？

有昏迷、吞咽障碍、不能经口摄入者或经口摄入不能满足目标量的50%～60%时，可以选择管饲营养。通常短期肠内营养可使用鼻胃管；当预计肠内营养时间超过4周或需长期置管进行营养支持，尤其需要入住长期照料机构，且预计寿命＞3个月的老年患者，推荐使用胃-空肠造瘘术；严重胃-食管反流、胃潴留或胃瘫者也可考虑空肠喂养。具体采用何种非经口喂养方式需要征求临床医生的建议。

 ## 管饲营养可能有哪些问题？应如何预防？

患者可能会不耐受鼻饲管、堵管、消化道不耐受（胃潴留、腹胀或腹泻）、误吸及消化道出血风险增加等，应做好相应预防工作，并经常进行评估。营养管需要定期更换，更换营养管需要在医院完成。

如何进行科学管饲喂养?

根据患者情况可选择分次注入（4～6次/天，每次250～400ml）、间歇重力滴注（每次输注30～60min）和连续滴注，对于连续滴注的速度，可以采用胃肠营养泵，建议从10～20ml/h开始，根据肠道耐受情况逐渐增加。管饲时抬高患者上半身（抬高床头30°～45°），可以减少吸入性肺炎的发生，输注结束后至少30～40min方可平卧。

 营养不良时输液补充不是更好吗?

胃肠内营养比输液更接近生理，有利于维护正常胃肠道功能。只有当患者肠道不耐受，或因各种原因不能进行肠内营养（如消化道大出血、严重消化吸收障碍、顽固性呕吐、严重应激状态等），或肠内营养不能达到目标量的60%时，才考虑肠外营养，即输液。

（康　琳）

第二十六章

跌　倒

 老年人为什么易发生跌倒?

有下列因素需要关注：①增龄相关因素，如下肢力量弱、平衡功能下降、视力减退等。②与常见的慢性病相关，如白内障、帕金森病、骨质疏松、骨关节病、营养不良等。③一些老年问题，如阿尔茨海默病、抑郁症、谵妄、衰弱等。④药物因素，如睡眠类药物、抗抑郁焦虑药、抗精神病药、利尿剂、血管扩张药、易引起低血糖的磺脲类降糖药。⑤心理因素，因害怕跌倒，形成"跌倒-沮丧害怕-更容易跌倒"的恶性循环。1年内有过跌倒史的老年人再发生跌倒的风险高达60%。

 哪些生活相关因素容易造成跌倒?

①不熟悉环境，如频繁更换居所、住院的老年人。②鞋子不合适，鞋底过厚、过软、过滑。③手杖或助步器等辅助工具不合适。④室内环境不佳，如地面湿滑、不平整、有未固定的小块地毯；过道杂物堆放；门槛、台阶过高；楼道过窄、光线差；座椅和坐便器高度过低、无扶手等。⑤室外环境不佳，如户外公共设施不适合老年人；雪天路面结冰等。

哪些老年人需要注意防范跌倒?

①半年内跌倒≥2次。②痴呆、帕金森病、衰弱、使用5种及以上药物。③生活自理能力差。④住院和住护理院的老人。

 跌倒的危害是什么?

跌倒可以导致各种骨折，如手臂、髋部、脊柱、颅脑骨折等，跌倒是老年人意外伤害死亡的首位原因。如果骨折导致长期卧床，还可引起肺部或泌尿系感染、深静脉血栓形成、衰弱、压疮等并发症，严重的可致伤残、生活不能自理和死亡。跌倒还可导致硬膜下血肿、严重的软组织损伤。跌倒对人体的危害如同多米诺骨牌的第一张牌，一旦推倒可能会引起后面的一系列反应，严重危害老年人的健康和生活质量，因此要重视跌倒的预防。

 如何发现有跌倒风险的老年人?

可以采用简单有效的筛查和评估工具（图26-1）。
第一步：2个筛查问题

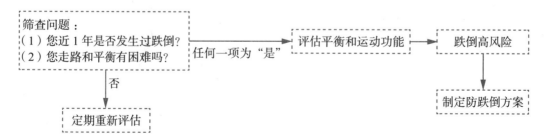

图26-1　跌倒风险评估

（1）您近1年来是否发生过跌倒?

（2）您走路和平衡有困难吗?

任意问题回答"是"，需要进一步评估。

第二步：评估平衡和运动功能

 常用的平衡测试有哪些?

平衡测试用来评估老年人的平衡功能。包括并足站立、半足距站立、前后足站立，每种站立姿势保持时间为10s（默数10～15个数）。如果半足距站立不能坚持10s，则视为有跌倒风险（图26-2）。

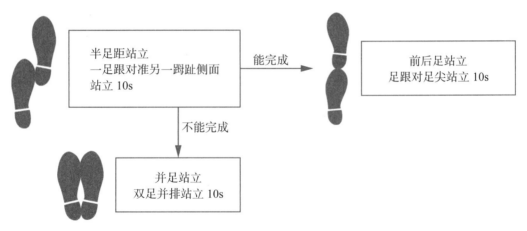

图26-2 平衡测试

说明：首先是双足前后错开半足距站立，独立站立10s以上为正常；如果不能完成，则做并足站立；如果半足距站立能完成，则增加难度做足跟抵足尖直线站立，能坚持10s以上者说明平衡功能较好。

常用的运动功能评估有哪些?

1. 五次起坐测试。评估老年人下肢力量和关节活动能力。

说明：让老年人在胸前交叉双臂，不用双臂辅助从椅子上站起来、再坐下，连续5次，用尽可能快的速度，不能在短时间（12s）内完成者提示有跌倒风险。本测试前提是老年人能独立完成站立，否则不推荐。

2. 步行速度测试。评估老人下肢力量。

说明：让老人在正常速度下步行6m，中间不加速也不减速，记录所需时间。超过6s则提示有跌倒风险。

3. 起立-行走测试。综合评估老人的下肢力量、平衡以及步态情况。

说明：从有扶手的椅子上站起来走3m，转身走回来坐下。可使用辅助工具，但不能换扶。如果时间＞12s，则有跌倒风险。

注意：在进行上述测试时，需注意保护老人的安全，需让老人穿鞋底硬度适中的鞋子，不要穿拖鞋。

 预防跌倒措施有哪些方面?

1. 定期跌倒风险评估，建议每年至少由老年科医生进行1次跌倒风险评估，发现问题及时给予相应处置。

2. 适当体适能运动，可以有效防止跌倒。包括有氧运动、力量训练、平衡运动、柔韧性运动。

3. 建议老年人进行多种运动形式结合的体育锻炼，每天运动＞30分钟，每周坚持3天以上；对有特殊康复需求的老年人建议在专业康复师指导下锻炼。

4.排查家庭安全隐患，客厅、卧室、洗手间、厨房，如图26-3所示。

5.制作安全小贴士

（1）穿防滑平底鞋。

（2）要戴度数合适的眼镜及有效的助听器。

（3）起床缓慢，避免快速起床站立后的直立性低血压。

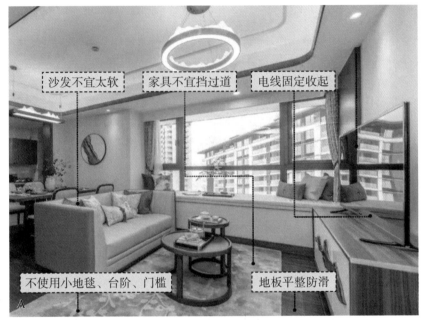

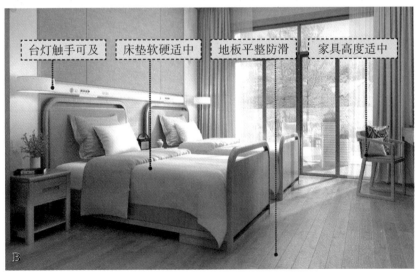

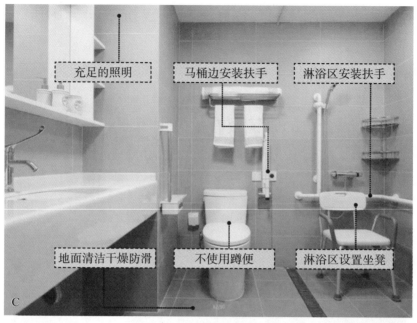

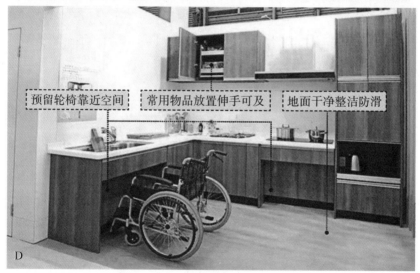

图 26-3 家庭安全注意事项

A. 客厅；B. 卧室；C. 洗手间；D. 厨房。

（4）习惯使用浴室和走廊的扶手和栏杆及床档。

（5）使用适当的助行器，必要时请专业人员指导。

（6）饮食结构合理（蛋白质、新鲜蔬菜和水果及补充品），适量饮水。

独居老年人跌倒后如何自救?

1. 跌倒后如果自己判断轻微损伤,可休息片刻,等体力准备充分后使自己变成俯卧位,以椅子或其他物体为支撑,缓慢站起,感觉是否有头晕、站立不稳情况,休息片刻,告知或联络家人及照护者。

2. 跌倒后如果自行判断严重损伤,则需要保持较舒适的体位,最好将周围的毯子或垫子等物品盖在身上,保持体温,大声呼喊向他人求助。

 老年人跌倒后家人如何施救?

家人发现老年人跌倒,不要急于扶起,要分情况进行处理:

1. 如果老年人意识不清。如判断老人呼吸心跳停止,则应立即呼救,同时开始心肺复苏(CPR)。如果老人呼吸心跳尚存:

(1)立即拨打急救电话。

(2)有外伤出血,立即止血、包扎。

(3)有呕吐时,将头偏向一侧,并清理口鼻腔呕吐物,保证呼吸通畅。

(4)如需搬动,保证平稳,尽量平卧。

2. 如果老年人意识清楚。以下情况应立即拨打急救电话,不要随意扶起或搬动,注意保温。询问:

(1)老人对跌倒过程是否有记忆?如不能记起,可能为晕厥或脑血管意外。

(2)是否有剧烈头痛或口角歪斜、言语不利、手脚无力等脑卒中迹象;查看有无肢体疼痛、位置异常等提示腰椎损伤或骨折迹象;如老年人试图自行坐起或站起,可提供帮助。

（3）如需搬动，应平卧移至平板上。

（4）老年人发生跌倒后均应在照料者陪同下就诊，评估跌倒风险，制定防跌方案。

 对跌倒的认识有哪些误区？

1．跌倒是衰老过程中必然出现的现象。

答：错！跌倒不是衰老过程中的正常现象，跌倒是可以预防的，通过规律的体育锻炼和预防跌倒危险因素，必要时请专业医生协助制订防跌倒方案，均可以有效避免跌倒。

2．如果我减少活动，就会避免跌倒发生。

答：错！避免跌倒最有效的方法是提高身体功能，体育锻炼及社交活动可以有效改善身体能力。减少活动会使功能进一步下降，更容易发生跌倒。因此，建议在安全的情况下进行适当的体育运动及社交活动。

3．如果我待在家里，就不会跌倒。

答：错！有一半以上的跌倒是发生在家里，要保证家庭环境的安全性，去除可能引起跌倒的隐患。

4．使用拐杖或步行器，会让我产生依赖。

答：错！使用助行器可以保证老年人活动的安全性，并且改善活动范围，建议在专业人员指导下使用助行器。

5．我不想告诉我的家人或医生我跌倒过，或者我对跌倒的担心，我想我可以应对。

答：错！防跌倒需要团队的努力，包括家人、朋友、医生。请告诉他们您的真实情况，他们会帮助您维护功能及采取防跌倒措施。

（姜　珊）

第二十七章

头 晕

 老年人为什么容易发生头晕？

随着年龄增加，老年人各系统功能有不同程度的减退，常见病因为中枢神经系统病变，耳部、颈部和心脑血管疾病及贫血、感冒等，分为脑源性、心源性、血管源性、药物源性、颈源性、耳源性和精神源性头晕，涉及耳鼻咽喉科、神经内科、神经外科、骨科、眼科、内科、老年科和精神心理科等诸多学科。老年人具有患病多、用药杂的特点，部分药物也会诱发头晕。

 为什么需要重视老年人头晕的危害？

头晕是常见的症状而非疾病诊断，其发作所导致的继发性损害大于头晕本身不适的感觉。多数老年人存在不同程度的骨质疏松，无预兆性头晕可导致跌倒甚至引起骨折，如股骨颈骨折可能会造成老年人长期卧床，导致一系列的并发症；另外，一些相关疾病引发的头晕伴有剧烈恶心、呕吐，所导致的电解质紊乱同样危及老年人健康。头晕发作往往是老年人内在疾病的信号，应该重视。

老年人急性头晕怎么办?

原则上先查急性、严重的问题,老年人头晕最严重的急症是急性脑卒中,包括出血性卒中和缺血性卒中。突然头晕的老人一般可选择急诊神经科,在医生检查生命体征和一般状况后,可做急诊头部CT对急性脑卒中进行筛查。此外,6个特殊表现对急性脑卒中的判断有帮助:①头晕。②复视。③构音障碍。④吞咽困难。⑤共济失调。⑥跌倒发作。急诊排查后,还可以进一步行头颅磁共振扫描检查,确诊有无脑血管病,同时排除中枢神经系统感染、脱髓鞘、颅脑肿瘤等可引起头晕的疾病。耳鼻喉科可引起头晕的疾病包括:①良性阵发性位置性眩晕。②梅尼埃病。③前庭神经炎。④伴有眩晕的突发性聋。⑤急性中耳乳突炎。⑥前庭性偏头痛等。精神心理科的焦虑抑郁、惊恐发作,也可以急性头晕为表现,需要专科进一步诊断和治疗。

 老年人头晕为什么需要查听力?

有些患者很困惑和不理解,明明自己是因为头晕(尤其是眩晕)去耳鼻喉科就诊,医生却反复询问是否存在听力下降?是否存在耳鸣?医生还建议做听力检查。许多老年人认为,随着年龄增加听力减退是自然现象,即使轻度影响交流也可以接受,往往忽视听力下降的症状。但实际上,对于老年人而言,头晕可以是单发疾病,也可能是某一疾病的某一症状,需要结合其他的症状来判断头晕的原因,听力检查不仅可以帮助医生对患者进行疾病定性诊断(哪种疾病),还可以帮助定位诊断(周围性疾病或中枢性疾病)。

通过听力检查可以发现哪些相关的头晕疾病?

如果听力检查发现有听力减退，称为伴耳聋的老年头晕/眩晕。①传导性听力损失可能涉及疾病包括耵聍堵塞、中耳炎、耳硬化症、上半规管裂等。②神经性听力损失可能涉及疾病包括梅尼埃病、伴眩晕突发性聋、噪声性耳聋、蜗后病变等。如果听力检查没有发现听力减退，称为不伴有耳聋的老年头晕/眩晕，可能涉及疾病包括耳石症、前庭神经炎、前庭性偏头痛、前庭阵发症、后循环缺血、颈性眩晕等。可以根据病因分类，进行进一步检查和治疗。

 老年人头晕与耳聋、耳鸣如何相互影响?

1. 梅尼埃病是常见的老年人头晕疾病，患者出现头晕伴有耳聋、耳鸣和耳闷的症状。对于大部分患者而言，有时耳鸣、耳闷是头晕发作的前兆和信号，提醒患者在即将发作的眩晕时需要避免摔倒。对于老年梅尼埃病患者而言，每眩晕发作一次，耳聋和耳鸣加重一次，当一侧耳完全丧失听力后，继续导致对侧耳耳聋。

2. 伴有眩晕的突发性聋也常见于老年人，特点是突然剧烈头晕伴恶心、呕吐，同时突然发生极重度耳聋，如果只注重头晕治疗忽略耳聋的检查和治疗，有时会错过突发性聋7天的最佳治疗和康复的时间，留下遗憾。

 前庭功能检查是诊断头晕的一个重要检查，所有老年人都适合做这个检查吗?

老年人头晕到医院就诊，大多会进行前庭功能检查。最常见的前庭功能检查是温度试验和旋转试验，也就是往双侧耳分别灌入冷热水或在转椅上旋转，以激发出患者的眩晕状态，记录眼球震动的变化，分析是否前庭功能减退。在激发眩晕状态时，有可能诱发或加重老年人原有基础疾病或潜在疾病，甚至危及生命。因此，有些疾病如癫痫、外耳道炎、外耳道畸形、中耳炎急性期、严重精神病患者、严重心脑血管疾病、严重中枢神经系统疾病，以及近期口服一些中枢兴奋或抑制性药物（如地西泮及酒精性饮料），是不适合做前庭功能检查的。睡眠不足也会影响前庭神经系统功能，会影响检查结果，若情况允许可待其影响消失后再进行检查。因此，在检查前医务人员询问时，一定需要认真、详细地告知医务人员自己具体的身体和用药情况。

 老年人头晕与药物有关系吗？

老年人患病多、用药杂，很多药物的副作用就可以表现为头晕，需要注意。注意部分抗眩晕药本身的副作用可引起眩晕、头晕；甚至一些药物本身就可能引发头晕，包括：①氨基糖苷类抗生素。②利尿剂。③水杨酸类。④奎宁。⑤氮芥。⑥异烟肼。⑦苯巴比妥。⑧苯妥英钠等。治疗过程中如长期使用前庭抑制剂，可导致康复延迟，患者长期头晕并且药物治疗无效。所以在就诊时，老年人也应该详细告知医生自己所服用的药物。

老年人使用药物治疗头晕整体上是安全的，常用药物在一小部分人身上可能会出现副作用，因而用药后需要注意有无特殊的不适症状，包括：①抗胆碱能药，如阿托品，应警惕青光眼——眼痛、畏光、视力下降。②抗组胺药，如苯海拉明，注意有无哮喘发作。③抗多巴胺药，如氯丙嗪，注意有无低血压——乏力、头晕加重。④安定类药物，注意有无影响呼吸——呼吸抑制。⑤钙通道阻滞药，如氟桂嗪和尼莫地平，注意有无抑郁、震颤等。⑥组胺药，如倍他司汀，注意有无消化道溃疡。⑦中药，如眩晕宁片，注意有无过敏、胃肠道反应等。

（蒋子栋）

第二十八章

疼　痛

 什么是疼痛和慢性疼痛?

疼痛是一种与组织损伤或潜在的组织损伤相关的不愉快的主观感受和情感体验。疼痛不仅是一种症状，也通常是疾病、损伤的反应。慢性疼痛一般指疼痛持续或反复发作 3 个月以上。老年人常被各种疾病的慢性疼痛所困扰着，需要引起重视。

 老年人慢性疼痛的原因是什么?

老年人慢性疼痛的原因可以有很多，如骨关节炎、肌肉损伤等造成的骨骼肌肉疼痛，神经病变造成的神经痛，甚至是恶性肿瘤引起的癌性疼痛等。其中慢性骨骼肌肉疼痛在老年人群最为常见，以腰背痛、膝关节痛、颈痛、肩关节痛等最为显著。有数据显示，在老年人身上，慢性疾病种类每增加一种，出现慢性疼痛的人数就会增加一倍，所以老年人同时患有慢性疾病的种类越多，就越容易发生慢性疼痛。慢性疼痛的发病与季节和职业也有联系。气候的变化、湿冷的环境，容易诱发骨关节疾病的疼痛；此外，一些特定职业造成的关节、肌肉的劳损，也容易导致疼痛。

老年人慢性疼痛需要治疗吗？扛一扛就过去了吧？

慢性疼痛可以对老年人造成很大的影响，包括：

1．身体功能受限。慢性疼痛可以干扰老年人的日常生活，影响正常活动，老年人会为了减轻疼痛避免从事某些日常活动，甚至主动减少活动，长时间的活动减少，就会出现肌肉萎缩和身体功能的减退。

2．心理功能障碍。慢性疼痛会引发老年人心理和情绪问题，常出现急躁、焦虑和抑郁等负面情绪，导致睡眠障碍等问题。这些不良的情绪反过来还会加重疼痛的感受，进一步增加疼痛评估和治疗的难度。

3．社会活动减少。疼痛对于老年人躯体功能和心理功能的影响，会使老年人减少与他人的交流及互动，从而造成其社会交往更加减少；也间接影响老年人的心理和情绪，使老年人与家庭、社会活动脱离。

所以慢性疼痛不能"扛"，需要积极地评估、治疗。

 老年人的慢性疼痛应该怎样管理和控制？

疼痛的治疗目标是缓解疼痛、改善功能、减少不良反应。对于持续性疼痛的患者，单纯镇痛不能看作问题解决，需要先由医务人员评估引起疼痛的原因。对于那些可以有效干预的原因，采用适合的方法来去除病因，同时根据疼痛的严重程度和类型，采取适合的手段，包括使用药物来控制疼痛。

单纯针对疼痛的治疗，可以分为非药物治疗和药物治疗。

1．疼痛的非药物治疗。教育患者及其照料者疼痛的诱因、避免诱发疼痛的行为或避免接触诱发疼痛的环境。

加强疼痛的自我管理，配合医生的诊治方案。强调自我调整治疗（如按摩、热敷、冷敷、分散注意力、放松、音乐）。

鼓励持续性疼痛患者进行适当的运动，以维持基本的躯体功能。

采用一些调整心理情绪的方法，如生物反馈、冥想、催眠术等。运用认知行为疗法并配合慢性疼痛自我管理，可以有效增强老年人对疼痛的控制。

一些康复运动、理疗的手段，也可以协助控制疼痛，如经皮电神经刺激，运动范围和日常生活能力训练、针灸等。适当的运动可以促进骨骼肌的血液循环，增强肌肉力量，提高关节灵活性，有助于减轻身体疼痛。适宜的体育锻炼不仅对老年人生理方面大有裨益，也可对老年人心理、社会活动等造成积极的影响。

当多种保守治疗无效时，还可以由专业的医务人员进行相应的操作，如外科/介入治疗（阻断造成疼痛感觉的神经）、局部注射药物（关节部位的润滑、抗炎镇痛、局部神经的"封闭"）等手段来控制疼痛。

2. 疼痛的药物治疗。控制疼痛的药物可以有全身用药（口服、肌注、皮下注射、静脉注射、皮肤贴剂）和局部外用药。使用镇痛药物需要在医务人员的指导下进行。

那些不需要医生处方就能在药店买到的镇痛药（OTC镇痛药），多为解热镇痛一类的药物（NSAID），可能会对肝肾功能有影响。老年人本身肝肾功能下降、往往还服用了很多其他药物（容易发生药物之间的不良反应或加重肝肾负担），甚至已经在服用NSAID类的药物（如阿司匹林）。因此，老年人服用镇痛药物更应该咨询专业医务人员，检查一下是否与已经服用的药物有"冲突"，由专业人员来制定适合老年人自己的控制疼痛的方案。

现代医学的目标之一就是"没有疼痛"。虽然镇痛药物可能会有一定的副作用，但只要掌握好药物的种类、剂量、给药方式，根据疼痛情况进行及时调整，对于预计到的不良反应提前采取预防措施，是完全可以安全使用的，也不会成瘾，大可不必因为担心镇痛药物的问题而去强忍疼痛。

 如果老年人已经失智，或无法用语言表达自己的感受，怎样识别和发现他／她的疼痛呢？

可以从老年人的一些表现来判断其有无疼痛。

面目表情：如皱眉，出现忧愁、受惊的表情，做苦相，前额皱纹显现，闭眼或紧闭双眼，快速眨眼等。

语言发音：如叹息、呻吟、叫喊、呼号、呼吸粗重、谩骂等。

肢体动作：僵硬、紧张的姿势（蜷缩），坐立不安，频繁踱步，拒绝安抚等。

如老年人有上述情况，可向专业的医护人员寻求帮助，进一步评估有无问题。

（葛　楠）

第二十九章

老 年 焦 虑

 老年人焦虑症为什么不容易识别？

焦虑症虽已成为目前较常见的心理状态，但老年人的焦虑情绪却很容易被忽视。与年轻人焦虑工作、情感、婚姻等内容不同，老年人主要焦虑的内容是衰老、疾病、死亡。老年人的焦虑症常伴有多种躯体症状，因此本人常不会意识到自己心理出了问题，而是认为身体某个部位出了问题，常辗转于各个科室，造成重复及过度检查，同时也是急诊室的"常客"，看上去症状很重，但又查不出大问题，往往诊断不明确。老年人因自身衰老及疾病会导致检查结果多不正常，这也会给医生鉴别器质性疾病及心理疾病造成一定困难。

 老年人焦虑症有哪些表现？该如何诊断？

焦虑症的表现以自主神经症状为主，表现多样，多为器质性疾病不能解释的躯体不适：

1. 睡眠障碍。入睡困难、早醒、多梦。
2. 循环系统症状。胸闷、心悸、心绞痛样发作。
3. 呼吸系统症状。过度呼吸、叹气、呼吸困难。
4. 神经系统症状。头痛、头晕、震颤、手麻、肌肉紧张。
5. 消化系统症状。恶心、呕吐、胃灼热、腹胀。
6. 泌尿系统症状。尿频、尿急、尿排不净感。

7．其他。盗汗、烦躁、坐立不安。

焦虑症的表现涉及多系统症状，导致患者往往就诊于多个专科。在排除了器质性疾病以后，需要由心理专科来确诊焦虑症。另外，老年人焦虑和抑郁常同时存在，需要同时治疗。

一般临床上可以对有焦虑症状的患者，通过一个简单筛查问题来筛查焦虑：你是否觉得紧张或担心有什么不好的事情要发生？如果回答"是"，建议进一步使用焦虑自评或他评量表进行进一步评估，仍有问题则需要去心理科就诊，请心理医生帮助判断是否患有焦虑症。

 焦虑症老年人接受治疗时要注意哪些问题？

焦虑症老年人应与心理科医生保持联系，定期汇报病情变化及服药反应；鼓励家人参与，可以提高老年人的依从性；抗焦虑药物如苯二氮䓬类药物（劳拉西泮）等，在老年患者中服用要警惕跌倒风险及认知损害，服用此类药物期间要做好防跌倒的措施。

 有焦虑情况的老年人自己应该怎么做呢？

倾诉是解决心理焦虑的一种很好方法，通过对朋友和家人的倾诉，把内心的担忧表达出来，寻求支持者的帮助。

与自己信任的医生保持固定随诊关系，熟悉和信赖的医生对老年人症状和病情的解释和澄清，有助于缓解老人焦虑情绪。

焦虑症状严重而影响生活时，要寻求专业医生的帮助，必要时接受药物治疗。

（姜 珊）

第三十章

老年抑郁

 老年人容易出现哪些社会心理变化，可能是老年抑郁症的导火索？

老年人退休后生活境遇反差较大，不可避免地出现社会地位下降和职业权力丧失，生活重心也被迫转移到家庭和生活琐事上，会有自我价值感和认同感下降。许多老年人归因于"自己老了"，不断地否定自己，产生悲观情绪。

老年人退休后缺乏"个人支撑点"，尤其是那些之前将职业作为自我尊严及自我价值体现的老年人，退休后原来的"个人支撑点"不存在了，但又没有及时建立新的"支撑点"，导致心理不平衡，出现失落等消极情绪。

还有一些老年人对新观念、新事物接受较慢，往往被家庭成员或社会其他人员边缘化，使他们产生孤独、自我怀疑的情绪。

随着年龄增大，老年人身体会出现衰退的现象，如感觉减退、行动缓慢、记忆力下降等，会使老年人产生对自身健康的担心和死亡的恐惧。亲密的人的离世，尤其是老伴的离世，对老年人是严重的打击，如果老年人不能从哀伤反应中走出，也容易发生抑郁的情况。

总之，如果老年人对退休，以及衰老、疾病等没有做好思想准备，没有及时调整自己的心态和寻找到自己合适的定位，就容易产生孤独、失落、悲观等不良情绪，这些情绪得不到及时调整和有效处理，就可能导致老年人陷入抑郁状态。

当老年人出现哪些情况，可能提示有抑郁?

出现以下情况是抑郁的"危险信号"，应予以关注：

1. 觉得精力远远不如从前，总是感觉疲乏无力。
2. 每天的饭菜变得不香了，甚至逐渐消瘦。
3. 睡眠问题，入睡困难或睡眠过多或白天感到困倦。
4. 对以往的爱好失去兴趣，体会不到快乐的感觉。
5. 觉得记性不好，反应迟钝，不愿出门。
6. 自我评价过低，认为自己一无是处，悲观绝望。
7. 有自责、轻生念头。

需要注意的是，老年人的抑郁表现常不同于年轻人，他们可能没有悲伤情绪，而主诉是精力不足或躯体不适，如头痛、头晕、消化不良、便秘等，或是老人疏于个人照料，如漏餐、忘记吃药、不注意个人卫生，以上情况均需引起本人及家人的重视。

 为什么老年抑郁症容易被忽视呢?

1. 老年人抑郁的表现不典型，可能是合并焦虑、以躯体不适为主诉，常纠缠于某一躯体症状而反复就诊于各大医院门诊，进行较多重复检查，但未有明确的诊断且治疗效果不好，而实际上某些躯体症状可能是抑郁的危险信号。

2. 老年人及家人会认为年龄大了，精力不足、睡眠不好和体重下降是正常衰老现象，未能及时寻求医生的帮助。

3. 老年人退休后社交活动减少及情感交流减少，产生强烈孤独感，很多老年人选择默默承受，不愿告知家人，不想给家人添麻烦。

抑郁症青睐哪些老年人?

1. 空巢老人。由于子女不在身边，缺乏有效的情感交流及情感支撑，缺乏生活照料，导致生活质量下降，常表现为焦虑、失落、抑郁、恐惧、失眠、头痛、食欲减退等。

2. 丧偶老人。失去另一半的陪伴后，很多老年人长期不能走出哀伤期，出现自我封闭、自我忽视和自我放弃的不良情绪。

3. 多种慢性病共存的老年人。高达50%～55%身患多种疾病的老年人可能会有（或曾经发生过）抑郁的问题，需要注意有些疾病易合并抑郁症，如帕金森病、痴呆、脑卒中、癌症、甲状腺疾病等。

4. 长期服用某些药物，也可能引起抑郁，如西咪替丁、利血平、可乐定、普萘洛尔、左旋多巴、金刚烷胺、地西泮、胰岛素、类固醇等。同时服用多种药物，抑郁的风险更高。一般来讲，药物引起的抑郁问题，药物减量或停药，抑郁症状可逐渐缓解。

 为避免老年抑郁症，有哪些自助办法?

1. 做好退休准备。老年人若对退休做好思想准备，接受现实，积极安排新生活，制订退休计划，主动学些新技能，如园艺、乐器、绘画，不良情绪就会减少。

2. 陪伴是最好的"良药"。老年人是希望得到他人的主动关心和问候的，尤其是子女，子女能多些时间陪伴，有时不用说什么，听老年人唠叨唠叨就会对他们的精神有很大的安抚作用。甚至有调查显示，养宠物的老人，发生抑郁的概率也小。

3. 安排规律的社交活动，老人组团出行，邀请朋友和家人一起坐坐，或者去社区老年中心参加活动等，这些都能够帮助老人减轻隔离感和孤独感。

4．多晒太阳及规律的体育锻炼。研究表明，规律的体育运动和充足的日光浴，有助于缓解抑郁情绪且有助于睡眠。

5．安排健康的膳食。大量水果、蔬菜、全谷物和优质蛋白质有助于维持老人营养所需，保持充足体力，从而进行更多的活动。

6．如果怀疑有抑郁症，要及时接受心理咨询及心理治疗；已诊断抑郁症的老年人要配合心理医生规律服药，在医生指导下调整药物，不可擅自换药、停药和改变药物剂量。

（姜　珊）

第三十一章

记忆力减退

 "老糊涂"是一种正常现象吗？

事实上，老年人记忆力下降在日常生活中是常见的。"老糊涂"不一定就是老年痴呆，但在"老糊涂"中，确实有一部分已经是老年痴呆或轻度认知功能障碍（介于老年痴呆和生理性健忘之间的过渡状态），可能会进一步发展为老年痴呆。因此，当老人出现"老糊涂"表现时，应该先去找神经内科、老年医学科或心理医学的记忆力障碍专病门诊就诊，请医生检查和评估，来区别是老年性健忘还是真正的老年痴呆，必要时再采取针对性的治疗措施。

 痴呆和阿尔茨海默病（AD）有什么区别？

痴呆是一个通称，指脑细胞受损，引起记忆、语言、解决问题和思维能力下降，已经影响人们日常活动能力的失智状态。痴呆的病因有多种，其中阿尔茨海默病是其最常见的病因。阿尔茨海默病是一种有独特病理改变和临床经过的神经系统退行性疾病，始于无症状但有病理改变的临床前期，逐渐进展到轻度认知损害，再到痴呆。

阿尔茨海默病有哪些常见表现?

1. 记忆力下降，已经影响生活。记忆力减退是阿尔茨海默病的核心症状之一，是阿尔茨海默病早期最常见的症状，表现为近事记忆障碍，即忘记最近得到的信息、忘记和他人约定的事件，一遍又一遍地问同样的问题，并且越来越多的事情会记不住，且越来依赖各种形式的备忘录（图31-1A）。

与老年健忘不同，后者表现为有时会忘记别人的名字或与他人的约好的事情，但以后还是会想起来的。

2. 规划和解决问题的能力下降。一些阿尔茨海默病患者可能会有制定和执行计划或与数字打交道的能力下降。他们会表现为难以按步骤完成拿手的好菜，不能算账或理财；表现为难以集中精力，做事情的效率明显下降（图31-1B）。

与正常老化不同，正常的老年人可以在理财或付账时偶尔出错，但多数情况仍可以完成。

3. 难以完成熟悉的任务。阿尔茨海默病患者经常发现很难完成曾经很熟悉的日常工作。有时，他们不能开车去熟悉的地方，不能安排购物清单，记不住最喜欢的游戏规则。

与正常老化不同，正常老年人在使用微波炉等时偶尔需要帮忙设置或需要帮助才能使用手机软件。

4. 时间或地点认知障碍。患有老年痴呆的人可能会忘记日期、季节，以及时间的流逝。有时他们可能会忘记自己在哪里或是如何到达那里的。

而正常老年的老年人，可以不能立即说出是星期几，但后来可自己推算出来（图31-1C）。

5. 无法理解视觉图像和空间关系。视觉障碍可以是老年痴呆症的征兆，会导致平衡困难或阅读困难。他们在判断距离、确定颜色或对比度方面存在问题而影响驾驶。

当然，正常老年人也可因白内障而引起视力变化，需由专业医生来区分。

6．出现言语或书写问题。阿尔茨海默病患者在与人聊天中，可能很难跟上或加入谈话。他们可能会在说话时停下来，不知道如何继续，或者他们会重复自己的话。他们可出现找词困难，难以命名熟悉的东西或使用错误的用语（如称"手表"为"手钟"）。

正常老年人偶尔也会找不到合适的词，但多能自己慢慢想起。

7．把东西放错地方，并且找不到东西。患有老年痴呆的人可能把东西放在不寻常的地方。同时他们放到哪里也不记得，总找不到东西，并且随着疾病的发展，他们可能会指责别人把东西偷走了（图31-1D）。

正常老年人也会时不时地把东西放错地方，但会通过回想，能推导当时放东西的情节或步骤而再找到。

8．判断力下降或变差。痴呆患者的判断或决策下降。例如，他们在理财或买东西时可能会有判断错误，不太注意打扮或保持个人整洁。

正常的老年人也偶尔会做出一个错误判断或决定，如忽略了给车加油。

9．工作或社会活动退缩。患有痴呆的人可能会有跟随谈话能力的下降。因此，他们可能会放弃一些爱好，不参加一些社交活动或其他的活动，表现出一些退缩行为（图31-1E）。

正常的老年人有时也会对家庭或社会责任不感兴趣。

10．情绪和性格改变。痴呆患者可能会有情绪和性格变化，他们会变得糊涂、多疑、沮丧、恐惧或焦虑。他们离开了熟悉的环境很容易出现不安。

正常的老年人也会有一些特别的做事方式，当常规模式被打乱时会变得易激惹。

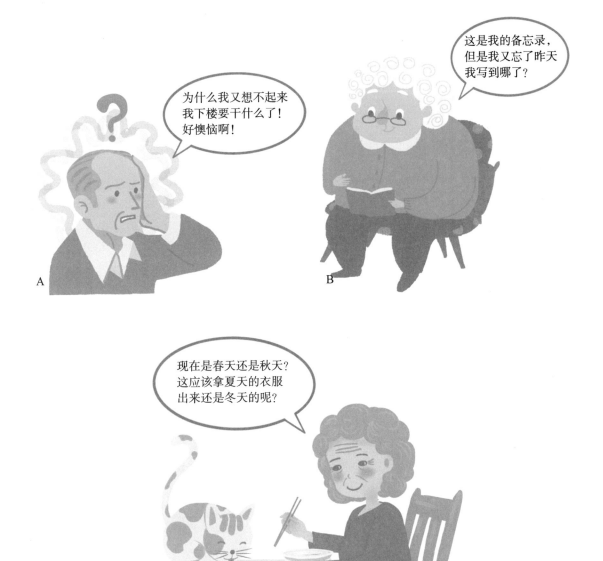

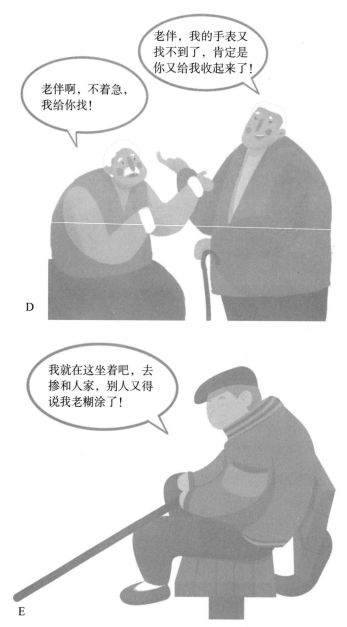

图 31-1　阿尔茨海默病的常见表现

如果怀疑痴呆，在就诊前需要做哪些准备？

痴呆是一个临床综合征，其诊断是一个临床诊断。鉴于痴呆的病因有很多种，在临床诊疗中，医生需要根据临床表现、体格检查、实验室检查来综合诊断是阿尔茨海默病还是其他类型的痴呆。其中临床病史是诊断痴呆最重要的资料，而痴呆老人常有记忆障碍或言语表达障碍等，所以失智老年人的病史需要由与老年人一起生活的知情者来提供。医生会向知情者询问：①关于患者的详细的临床表现，患者有哪些症状？什么时候开始出现的？发生频率情况？是否越来越严重？②患者目前和既往的疾病史、服用的药物以及家族史等信息。

 为明确诊断，医生会做哪些检查？

在痴呆诊断中，除详细的病史外，还需要：
1. 全面详细的查体，尤其是神经系统查体。
2. 血液化验：血常规、生化、感染指标以及甲状腺功能等。
3. 脑影像学检查：头 MRI 或头 CT，必要时 FDG PET-CT 等。
4. 认知功能和心理评估。
5. 对于临床表现不典型或早期轻症患者，必要时可查脑脊液或颅内淀粉样蛋白沉积情况。

 痴呆的常见类型有哪些？

根据是否可逆分为 2 类。

1．不可逆性痴呆。①阿尔茨海默病：是最常见的痴呆类型，我国65岁及以上老年人的患病率约5.9%。随着年龄的增长，以后约每5年患病率增加一倍；估测85岁老年人中患病率约30%或更高。②血管性痴呆：是第2位的常见病因，占总病例数15%～25%。③其他：如路易小体、额颞叶痴呆，并有部分老人出现几种痴呆混合；神经退行性疾病如帕金森病也会引起认知功能损害。

2．可逆性痴呆。多由药物毒性、代谢变化、甲状腺疾病、硬膜下血肿、正常颅压脑积水等引起，占2%～5%。当病因去除后，症状可缓解或完全消失。

 痴呆遗传吗？

有一些基因如APOE-ε4会增加阿尔茨海默病的患病风险，有这种基因仅提示其患病风险增加，但不一定最终患病；而有一些基因则可致病，有家族性发病，携带这种基因的人发病年龄较早，有的在30余岁即发病，但这种显性遗传的病例占所有痴呆病例数不足1%。

 痴呆该如何治疗呢？

痴呆的治疗取决于其病因，如血管性痴呆应针对脑血管病的危险因素进行二级预防治疗；如甲状腺功能减低引起的痴呆，应进行甲状腺素替代治疗；叶酸和维生素B_{12}缺乏引起的痴呆，应予以补充叶酸和维生素B_{12}；酒精中毒引起的痴呆应补充维生素B_1；变性病引起的痴呆目前尚无针对病因的有效治疗。对于大多数退行性疾病引起的痴呆如阿尔茨海默病，病情会逐渐加重，目前还没有任何治疗方法可以减缓或阻止其进展，但有药物可以暂时改善症状；用来治疗阿尔茨海默病的药物有时也用来帮助缓解其他类型痴呆的症状；非药物疗法也可以缓解痴呆的一些症状，症状管理也有助于提高患者和家属的生活质量。

目前全球范围内正在增加痴呆相关研究经费投入，开展相关研究，希望广大科研人员和痴呆患者积极参与临床试验，以探索治疗痴呆的有效办法。

 既然阿尔茨海默病等退行性疾病目前无有效的药物能阻止疾病进展，那还有必要去医院就诊吗？

当然有必要。

首先，痴呆有多种原因。尽管神经退行性疾病相关的痴呆目前无有效的阻止病情进展的治疗，但对于血管性痴呆，需要进行血管性疾病危险因素的管理即疾病的二级预防和治疗；对于药物毒性、代谢变化、甲状腺疾病、硬膜下血肿、正常颅压脑积水等原因所致的痴呆，通过治疗，患者的认知功能是可以恢复的。

其次，不同原因痴呆的疾病演变和预后不同，如阿尔茨海默病患者的平均寿命为确诊后4～8年，但受其他因素的影响，极少数案例也有寿命长达20年的。而路易体痴呆或额颞叶痴呆预后较阿尔茨海默病更差。明确诊断后，有助于患者和家属了解预后。

最后，若痴呆患者在疾病早期得以诊断，了解预后，可以在疾病早期更好地管理自己健康相关的危险因素，更好地安排自己觉得最有意义的生活；在痴呆早期是制定法律、财务和临终照护计划的最理想时机，因为在疾病早期，痴呆患者认知功能尚可，能让患者充分表达自己对临终照护计划方面的个人意愿（如是否要管饲、在疾病晚期发生肺炎时是否应用静脉抗生素、是否上呼吸机、是否心肺复苏等），并合理安排自己的法律和财务相关问题（详见第五十四章"预立医疗照护计划")。

 应该怎么预防痴呆呢？

老年痴呆症的一些危险因素，如年龄和遗传因素是无法改变的。2019年阿尔茨海默病协会国际会议（Alzheimer Association International Conference）报告提出：采用多种健康的生活方式，包括健康饮食、不吸烟、定期锻炼和多动脑进行认知锻炼，可能会降低认知能力下降和痴呆的风险。

 治疗阿尔茨海默病的药物有哪些？

随着阿尔茨海默病的进展，出现脑细胞死亡，细胞间的联系丧失，导致认知功能恶化。虽然目前的药物不能阻止阿尔茨海默病对脑细胞的损害，但它们可能通过影响某些参与在脑神经细胞间传递信息的化学物质，来帮助减轻或稳定症状。目前用于治疗阿尔茨海默病的药物主要有两大类：胆碱酯酶抑制药（多奈哌齐、卡巴拉汀、加兰他敏等）和美金刚来治疗阿尔茨海默病的认知症状（记忆丧失、困惑、思维和推理问题）。我国自主研发的抗阿尔茨海默病新药甘露特钠胶囊（九期一）于2019年底有条件地获批上市，其他治疗阿尔茨海默病的新药正在研发和临床验证阶段。

 若痴呆患者不能自己进食，要用管饲吗？

目前不常规推荐应用管饲，建议以辅助经口进食为主。因为对患者而言，进餐时间意义重大，它是患者最后的社交活动的机会；经口进食可能是他们仅剩的乐趣。因此，应留给患者足够的时间，并根据患者的喜好提供手抓食物。应根据患者的喜好放宽饮食结构，提高食物的口味，并在喂养时给予足够的水分。

此外，患有严重老年痴呆的患者通常无法从管饲中受益，主要是由于管饲难以改善患者的体能或大脑功能。重度老年痴呆相关的肌肉萎缩、运动量下降及体重下降导致极低的代谢率，患者往往不会表现出饥饿的症状或体征，并且无证据显示对严重老年痴呆患者采取管饲能改善其营养状况或增加体重。

对口咽部吞咽困难的患者进行置管，并不能阻止口腔分泌物吸入或胃内容物反流至肺。之前无吞咽问题的患者在插管后也有可能会发生误吸（10%～15%）；较粗的插管甚至是发生吸入性肺炎的危险因素。压疮常见于晚期老年痴呆患者，在管饲的患者中，既未见压疮加速愈合，也未见压疮发生率降低。二便量增加以及为预防患者拔管而常使用药物镇静或物理约束，却可能促成压疮的发生。另外，无证据表明管饲能改善免疫功能、减少感染的次数或减低其严重性。

目前无证据支持管饲提高患者的生活质量。所以，是否应用管饲，需要尊重患者的意愿。理想情况是在患者能做出决定的时候讨论这些问题，以明确患者自己的意愿。但若无机会获得患者的想法，则需要医务人员与家属进行充分沟通，解释疾病的进展情况、生存预期，以及与精心的手工喂食相比，采取人工营养和水化潜在的益处和风险。由患者的决策代理人从患者角度来做出决定。

（王秋梅）

第三十二章

老年性皮肤瘙痒

 什么是老年皮肤瘙痒?

老年皮肤瘙痒症是无原发性皮损仅有瘙痒症状的皮肤病。多发生于60岁以上的老年人群,是老年人常见的皮肤病。主要表现为皮肤干燥、变薄,瘙痒感最初发生于一处,后逐渐扩大至全身,引发患者强烈的搔抓,并引起继发性皮损。此病易反复、病程缠绵,对老年人的睡眠、情绪等造成了不良影响,严重影响生活质量。

 为什么会发生老年瘙痒症?

随着年龄增长,皮肤皮脂腺及汗腺分泌减少,皮肤含水量和油脂的减少,皮肤屏障功能减退,老年人的皮肤更容易干燥,从而导致瘙痒。同时,不良的饮食及生活习惯、环境及季节因素都会影响并导致皮肤瘙痒。此外,合并其他内科疾病亦可伴发皮肤瘙痒。

 出现瘙痒症状后应如何处理?

瘙痒出现后的第一个反应便是搔抓,然而反复搔抓导致皮肤增厚、继发感染等情况，又会导致瘙痒的加重。因此，停止搔抓是我们治疗瘙痒症的第一步，且是最重要的一步。患者可以通过口服抗组胺药物及外用止痒药物来缓解症状。抗组胺药物如氯雷他定、西替利秦、扑尔敏等都是相对较为安全且可以有效缓解瘙痒的药物。如有心脏病、肝肾功能异常等情况，应在医生指导下应用。外用药物在外用保湿剂的基础上，可选择对症止痒的中成药，如含薄荷、樟脑等成分的制剂，瘙痒严重时也可选择糖皮质激素类外用药，如丁酸氢化可的松、糠酸莫米松等。糖皮质激素类外用药物不可长期、大剂量使用，否则会导致皮肤色素沉着、皮肤萎缩等不良后果。

 ## 什么情况下需要就医？

对于持续性、复发性和顽固性的皮肤瘙痒症，要考虑到其他疾病引起的可能性。应该及时就医，进行体检，以寻找瘙痒的根源，进行病因治疗。如未发现其他内科疾病，也应根据个体情况调整用药。

 ## 哪些疾病容易引发老年瘙痒症？

有资料显示，32%的糖尿病患者会发生瘙痒，86%慢性肾小球肾炎患者会伴有皮肤瘙痒，其他慢性便秘、肿瘤患者也会有不同程度的瘙痒。此外，身体内部器官的问题，也要一并考虑，如胆汁淤积、慢性肾功能衰竭、贫血、甲状腺异常、淋巴瘤及其他恶性肿瘤等，也有可能有皮肤瘙痒的表现。及时发现并治疗这些疾病可有效缓解皮肤瘙痒。因此，以上疾病的患者突然出现皮肤瘙痒，应该关注原发病的控制情况，及时就医监测病情。

如何预防老年性皮肤瘙痒?

老年性皮肤瘙痒的预防方法有以下5种（图32-1）。

1. 正确洗澡。由于老年人皮肤油脂较少，不应该过度清洁，洗澡次数1次/周为宜，在冬季及北方地区的居民应尽量减少洗澡的次数。在夏季和运动后可适量增加洗澡频率。洗澡水的温度不能太高，36～38℃为宜。很多地区有搓澡的习惯，特别是在北方，认为只有搓澡才能彻底清洁身上的污垢。事实上，所谓搓下来的"泥"是皮肤的角质层细胞，它是皮肤屏障非常重要的一部分，建立了人体免疫机制的第一道防线。搓澡破坏了角质层结构，使皮肤更加敏感，更易出现干燥、瘙痒等一系列问题。因此，在日常生活中应避免搓澡，同时避免使用碱性的清洁剂。可以使用弱酸性或中性的较为温和的清洁剂，洗浴时间控制在10分钟以内为宜。对于喜欢泡澡的老年人可以尝试淀粉浴，250g玉米淀粉与150L 36～38℃温水混匀，洗浴时间控制在15min左右。淀粉中含有多种维生素和碳水化合物，既能改善皮肤干燥，又有滋润皮肤、安抚神经，减少瘙痒感和搔抓的作用。

2. 正确使用润肤剂。润肤剂可以有效提高皮肤含水量，并起到保护皮肤屏障的作用，因此日常生活中绝不能忽视润肤剂的使用。第一，应该选择哪种润肤剂呢？根据老年人的皮肤含水量较低和油脂分泌较少的特点，应首先应用乳液（质地较稀的润肤剂）来尽量提高皮肤含水量，然后使用霜剂（质地相对较油腻的润肤剂）将水分锁住，同时在皮肤表面形成一层脂膜起到保护作用。根据个人皮肤的差异，可以进行调整。购买润肤剂时，应尽量选择较为温和、无香味的，如果是第一次使用，应在耳后或颈部小面积使用1～2天，无明显不适后再大面积涂抹。第二，应该如何正确使用润肤剂呢？无论有没有洗澡，每天可以应用润肤剂，对于皮肤较为干燥的人群，至少每天使用2次，如果效果欠佳，应该增加使用次数或更换保湿效果更好的产品。每次应用，都应该将润肤剂揉搓至完全吸收。

3．注意饮食。经常吃辛辣、海鲜类食物、饮水少及大量饮用咖啡或浓茶更易患皮肤瘙痒症，应尽量避免。应多吃蔬菜、水果，首先蔬菜、水果中的维生素可以加快皮损愈合，降低继发感染的机会，减少皮肤瘙痒的加重。其次蔬菜、水果中含有丰富的膳食纤维，增加胃肠道的蠕动、刺激食欲，从而改善老年人的营养状况，又可以起到很好的通便作用，加速体内毒素的排除，可以从病因上减少瘙痒症的发生。

4．衣物的选择。衣服尽量选择纯棉、柔软的材质，衣着宜宽松，尽量避免化纤、毛类等易产生静电导致皮肤水分减少、皮屑增多的材质。床单等接触皮肤的用物也应尽量选择纯棉材质。在洗涤过程中应避免碱性洗涤剂，宜用中性洗涤剂，清洗彻底后进行太阳直晒，可起到物理消毒的作用。对于新买的衣物应水洗后使用，避免甲醛刺激皮肤。

5．调整心态。焦虑、恐惧、悲观、抑郁等心理状况都可能引起皮肤瘙痒，随着情绪的变化病情也会有所浮动。因此，在治疗皮肤瘙痒的同时，应关注老年人的心理状态并及时疏导，有助于缓解瘙痒。

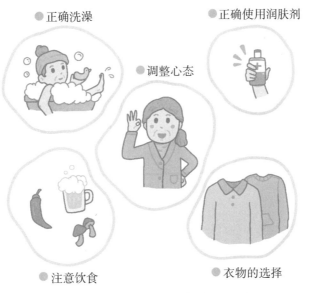

图32-1 老年性皮肤瘙痒的预防

（赵文玲 李 丽）

第三十三章

尿 失 禁

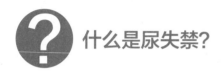 什么是尿失禁?

尿失禁是一种不自主经尿道漏出尿液的现象,是控尿能力的丧失。尿失禁在老年人当中患病率较高,主要是随着年龄的增长,老年人的身体各项功能都在逐渐退化,当膀胱老化、肌肉无力时,身体就不能很好地控制尿液,从而引发尿失禁现象。

 尿失禁有哪些危害?

漏尿和尿味常令患者陷入尴尬的局面,影响生活质量,妨碍正常社交活动,导致社会孤立和抑郁症的发生,因此也有人将尿失禁称为"社交癌"。受长期漏出尿液的刺激,引起会阴部、下腹部、大腿根部出现皮疹、皮肤感染、溃烂,还易引起泌尿系统的感染、膀胱结石等;失禁时着急上厕所,还容易发生跌倒,造成意外损伤。

 哪些因素会导致尿失禁的发生?

尿失禁可由多种因素所致,如泌尿生殖系统疾病、增龄、同时患有多种慢性病、同时使用多种药物、功能损害、环境因素等。

社区老年人尿失禁的常见风险因素包括：高龄、肥胖、多次妊娠、便失禁和便秘、抑郁、活动能力下降和生活自理能力下降；慢性病（脑卒中、心力衰竭、慢性阻塞性肺疾病、慢性咳嗽、糖尿病等）；药物等。

 尿失禁有哪些原因？是怎么分类的（图 33-1）？

1. 急性、可逆性/暂时性尿失禁。由一些可矫正的因素引起，一般是可以治疗或改善的。如泌尿系统感染、膀胱刺激、尿频尿急所导致的尿失禁，在使用抗生素、治疗好泌尿系感染后，就能够缓解。又如大量饮酒或喝咖啡，可能会造成尿量快速增加，导致尿失禁。还有一些行动不便的老人，动作较慢，难以及时去厕所排尿，可能还没走到厕所，或者还没准备好就憋不住尿了。

2. 急迫性尿失禁。是老年人中常见的尿失禁类型，主要症状有突然的尿急、尿频，甚至夜尿增多。膀胱过度活动症是引起老年人急迫性尿失禁的常见原因，是尿道-膀胱功能障碍的表现，严重影响老年人的生活质量。

3. 压力性尿失禁。老年女性中很常见，尤其是肥胖者或经产妇，关闭尿道的肌肉力量不足，在腹腔压力升高时（如咳嗽、大笑、打喷嚏或运动时）导致不自主排尿。

4. 充溢性尿失禁。老年男性多见，常见病因为良性前列腺增生、前列腺癌和尿道狭窄等，导致排尿不畅，主要表现为排尿无力、淋漓不尽、尿频、夜尿增多。

5. 混合性尿失禁。老年人常可同时有多种类型的尿失禁表现。

具体是哪种尿失禁，需要由专科的医生来判断，必要时还需要进行相关检查，如膀胱B超、尿流动力学检查等。

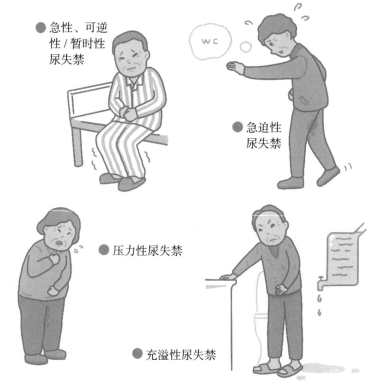

图 33-1　尿失禁的种类

 尿失禁能预防吗?

虽然有些造成尿失禁的病因无法预防,但从生活方式上,建议老年人应避免吸烟饮酒,避免憋尿,避免久坐、久站、剧烈运动,避免使用导致排尿障碍的药物,多吃蔬菜水果,少食油腻食物,适当运动。

 尿失禁怎么治疗?

根据不同的尿失禁原因,治疗方法是不同的。

1. 急性、暂时性尿失禁。通过去除诱因可明显改善症状，如尿量增多导致的尿失禁，可以避免饮用咖啡、浓茶、酒精，减少夜间水分的摄入；对于行动不便的老年人，可辅以拐杖、助行器方便其如厕；衣物简单化，以方便老年人快速解开衣物如厕，同时卫生间内可增设扶手、防滑垫谨防跌倒发生。

2. 急迫性尿失禁。一方面可以改变生活方式：控制体重，戒烟，改善便秘，避免咖啡、酒精等摄入。另一方面可采用行为疗法：

（1）定时或经常主动排尿，保持膀胱处于低容量状态，也就是不憋尿。

（2）进行盆底肌训练（又称凯格尔运动），增强憋尿的力量：缓慢收缩盆底肌（收缩肛门的动作、提肛运动），保持6～8s后放松，每日数次，至少15～20周；躺着、坐着、站着均可进行；盆底肌锻炼运动可以有效缓解老年人尿失禁的情况。在训练的过程中，能够加强尿道括约肌的收缩功能，从而提升控尿能力。家属或照护者应鼓励、监督老年人做提肛运动。盆底肌训练需要几周才开始见效，应坚持训练。

（3）在行为疗法同时，应对躯体和社会环境进行评价，包括卫生间的使用和衣着是否方便、是否能够得到帮助。

（4）认知功能正常者可以进行膀胱再训练，即清醒后定时排尿，逐渐锻炼延长排尿的时间间隔；强化盆底肌的训练。

（5）认知障碍的老年人可进行生活习惯训练，根据其平时的排尿间隔定时排尿，也就是按照既定计划排尿，通常每2～3小时排尿1次。

（6）药物，主要针对膀胱过度活动症，需要在医生的指导下进行药物的干预。

3. 压力性尿失禁。主要进行盆底肌训练（同上），增强憋尿的力量。膀胱或子宫脱垂的女性患者应用子宫托可能有效。严重的、锻炼无效的患者可至妇产科进行手术治疗。

4．充溢性尿失禁。主要是解决排尿不畅的问题。良性前列腺增生所致的出口梗阻，依据病情轻重可考虑选择：观察等待；药物治疗；必要时可考虑手术治疗。

 患有尿失禁的老年人，还需要注意什么？

1．要注意保护局部皮肤，可应用尿垫或保护性纺织品。

2．需要注意老年人的心理状况，有尿失禁问题的老年人不能像以前一样自主控制排尿，他们的精神和心理压力会非常大，甚至会把自己封闭起来，拒绝和外人接触。所以，对于老年人而言，不要"羞于启齿"，而是应该积极就医；老年人的家人也需要多注意老人的心理变化，给老年人支持和鼓励。

（曲　璇　朱鸣雷）

第三十四章

老年人慢性便秘

 多久排一次大便算是正常呢？

排便频率没有一个绝对的指标，每个人都有各自的习惯。通常情况下，排便频率为1～3次/天至1次/1～3天，粪便的性状为软便（香蕉便），一次排便时间多为5～15分钟。偶尔有一次排便不畅不必过度担心。一般从粪便的形状看，图34-1的1型和2型为便秘，

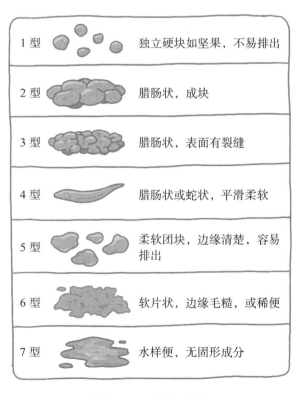

1 型		独立硬块如坚果，不易排出
2 型		腊肠状，成块
3 型		腊肠状，表面有裂缝
4 型		腊肠状或蛇状，平滑柔软
5 型		柔软团块，边缘清楚，容易排出
6 型		软片状，边缘毛糙，或稀便
7 型		水样便，无固形成分

图34-1　粪便形状

3型和4型为正常。

 什么是慢性便秘?

便秘指自发排便次数减少,每周自发排便小于3次或排便费力、费时,大便干硬、羊粪球样便、排便不尽感、肛门阻塞感,有时需要手法辅助排便。排便时间超过20分钟。症状持续时间超过6个月称为慢性便秘。便秘常伴随腹痛或腹胀不适。也有一部分老年人伴有失眠、多梦、焦虑和抑郁等。

 什么情况下需要找医生看病?

建议以下几种情况应就诊:①平时排便规律,近期(一般不超过2周)出现排便困难。②排便困难伴随鲜血便、黑便、腹痛、可及腹部包块或消瘦。③长期慢性便秘,原长期服用的通便药物疗效不佳时。④长期慢性便秘,从未就诊、自行服用通便药物。

 老年人有哪些常见的慢性便秘的原因?

常见于以下几种情况:①与增龄相关的便秘,随着年龄增加肠道蠕动能力下降。②长期滥用含有大黄的泻药,如番泻叶、芦荟胶囊、香丹青等。③继发于神经肌肉退行性疾病,如糖尿病、帕金森病等。④与药物相关的便秘,铁剂、阿片类药、抗抑郁药、某些降压药物和治疗帕金森的药等。⑤精神心理因素。⑥不健康的生活方式,如进食量明显减少,饮水量不足,蔬菜、水果摄入不足,活动量少等。

 结肠（大肠）运输能力下降引起便秘吗？

吸收肠腔内的水分是结肠生理功能之一。代谢产物在结肠内通过的时间越长，水分被吸收得就越多，最后到达直肠时粪便变得干硬、羊粪球样，粪便的体积变小，不足以促发排便感觉，因此常表现为排干硬便、排便费力、费时，甚至缺乏便意感。因此，慢传输型便秘指结肠运输排泄物的速度变慢。

 直肠－肛门不协调会导致便秘吗？

正常情况下，排泄物传送至直肠，当粪便的容积达到能刺激直肠、促发排便感觉时，直肠压力升高，肛门松弛，粪便顺利解出。排便时直肠感觉能力下降或压力不高、肛门不能松弛甚至肛门用力收缩时，粪便堵在直肠不能排除，这种情况称为出口梗阻。表现为肛门阻塞、排便不尽感或无便意。增龄、腰骶部损伤或粪便容积过小不足以促发排便的感觉，有时因情绪紧张等心理因素也会导致出口梗阻型排便困难。

 慢性便秘需要做哪些方面的检查？

结肠镜、钡剂灌肠造影、结肠CT重建、结肠传输时间和直肠肛门括约肌功能是常被采用的检查。每种检查有其相应的目的。①结肠镜检查是为了排除肿瘤、息肉、结肠黑变等。②钡剂灌肠造影和结肠CT重建又称仿真结肠镜，有助于明确有无成年人巨结肠、结肠冗长等。两者同时也能排除肿瘤、息肉等病变。③结肠传输试验和直肠肛门括约肌检查主要是评价结肠、直肠肛门的排便功能。

 慢性便秘对身体的危害有哪些？

慢性便秘是一种症状，个体之间差异比较大，轻重不一。大多数人认为便秘不是病，不需要治疗，或自行购药处理便秘问题，但事实上慢性便秘对身体危害很大。①老年人长期慢性便秘，易导致腹胀、食欲差、缺乏食欲。②长期慢性便秘导致慢性肛肠疾病，如痔疮、肛裂、直肠黏膜脱垂、子宫内阴道脱垂（女性）。③排便时用力屏气对于有心脑血管疾病的老年人，容易诱发猝死和脑卒中。

 怎样治疗和预防老年人慢性便秘？

老年人往往患有多种慢性病，疾病本身或治疗疾病所用的药物均可能导致便秘，增龄也是导致老年人慢性便秘不可避免的因素。因此，对于慢性便秘的预防和治疗主要包括改善生活方式、药物治疗，一部分老人可采取生物反馈训练。

 有助于改善慢性便秘的生活方式有哪些？

生活方式调整是预防和治疗慢性便秘最基本的方法（图34-2）。

1. 作息规律，养成定时排便习惯。建议养成晨起排便的习惯（其他相对固定的时间也可以）。晨起空腹喝凉白开（如果怕凉，饮温水）500ml左右。

2．学会正确的排便姿势，蹲位排便有利于粪便排除，坐便时可垫15cm高的足凳。

3．饮食均衡，适当增加膳食纤维，饮水量充足。每日饮水总量约1500ml。适量吃含膳食纤维的食物如燕麦片、粗粮、蔬菜、苹果、香蕉等。需要注意的是，过度摄入膳食纤维易导致腹胀、排气增多，甚至影响食欲。

4．腹部自我按摩。仰卧位，屈曲双膝，两手搓热后，左右手叠

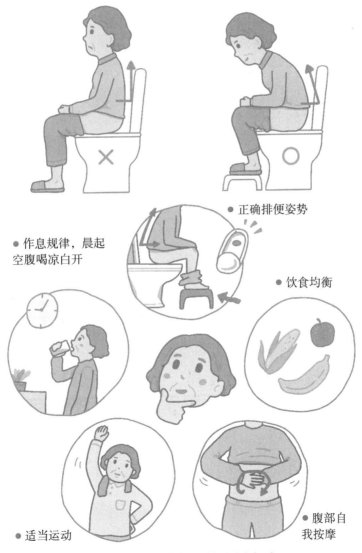

图34-2　改善便秘的生活方式

加，从右下腹开始向上、向左、向下顺时针按揉，每天2～3次，每次5分钟左右。

5．适当运动，视个人情况而定。

 如何正确使用通便药物？

老年人便秘因与年龄、慢性病及药物等相关，往往需要长期药物维持。因此，在药物的选择上应该选择安全有效的药物。最常用的维持药物包括聚乙二醇4000和乳果糖，此类药物不被肠道吸收，具有吸收肠道水分的作用。长期维持量为10～20g（1～2袋）。疗效不佳时可酌情增加剂量或短期加用润滑通便药物，如麻仁润肠丸或含有大黄类通便药物，如番泻叶、芦荟胶囊等，这类药物适宜短期应用，便秘改善后停用。

置肛药物，如甘油灌肠剂、开塞露，适用于肛门堵塞、无力排便和缺少便意的老年人，普通人尽量避免长期应用。

 刺激性泻药可以长期应用吗？

刺激性泻药通常指含有大黄类药物。长期应用该类药物可使结肠黏膜变黑和肠道蠕动能力受损，严重者肠管扩张、结肠袋消失，少数发展为成年人巨结肠。结肠黑变通常可在停药后6个月消失。

 结肠冗长可以手术治疗吗？

很多慢性便秘的患者经钡剂灌肠和结肠CT重建检查提示结肠冗

长，有的医生建议行手术切除冗长的结肠段。结肠冗长不是便秘的手术指征。仅有在出现巨结肠、保守治疗无效的情况下，经充分评估后才可以考虑手术。

（孙晓红）

第三十五章

老年人粪嵌塞

 什么是粪嵌塞?

　　干硬的粪块滞留在直肠不能排出，引起严重的便秘症状和下腹部疼痛，称为粪嵌塞，是便秘的一种特殊形式。

 粪嵌塞有哪些表现?

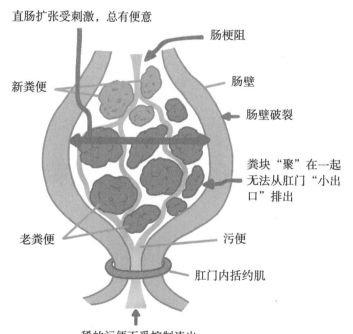

直肠扩张受刺激，总有便意

肠梗阻

新粪便

肠壁

肠壁破裂

粪块"聚"在一起无法从肛门"小出口"排出

老粪便

污便

肛门内括约肌

稀的污便不受控制流出

图35-1　粪嵌塞的临床表现

　　正常排便规律被打乱。数天不排便、下腹胀痛、肛门堵胀，类似痔疮发作。有的老年人因肛门松弛、粪便失禁，服用泻药后，流出稀便，但干硬大便仍不能排出，肛门坠胀疼痛不能缓解，甚至影响排尿，导致尿潴留（图35-1）。

哪些情况容易导致粪嵌塞?

常见于如下情况:①年老体弱、排便不规律。②长期卧床的老年人。③因急性疾病住院的老年人。④系统性疾病累及肠道,如糖尿病、帕金森病患者。⑤腰骶部手术后患者。⑥直肠术后、肛周病变。

 粪嵌塞有哪些危害?

主要有以下6种危害:①加重便秘症状。②食欲差、加重心脑血管疾病。③导致肠梗阻。④直肠穿孔。⑤诱发谵妄。⑥加重肛周病变,如痔疮加重。

 粪嵌塞的处理方法有哪些?

1. 最简单、最有效、最快捷的处理方法就是用手指将嵌塞的粪便抠出。

2. 反复灌肠,通常在300ml温生理盐水中加入40ml开塞露,分2～3次灌入,每次保留2分钟左右。过程中如有不适及时停止。

3. 灌肠通畅后可以服用麻仁润肠丸、乳果糖、聚乙二醇4000等保证大便通畅。

需要注意的是,如没有处理粪嵌塞的经验,为防止直肠损伤,最好前往医院处理。上述处理无效请及时去医院处置。

如何预防粪嵌塞？

　　总的原则同慢性便秘的预防。需要注意的是，卧床、认知障碍或衰弱的老年人，应充分告知照护者，关注被照护老年人的排便情况，特别是当老年人每日排少量稀便时，可能是肛门溢粪，而不是正常排便。

（孙晓红）

第三十六章

粪便失禁

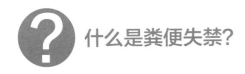 **什么是粪便失禁?**

反复发生不能自己控制的粪质流出,症状持续1个月。发病率女性高于男性。衰弱老年人更常见。

 粪便失禁对日常生活有哪些影响?

主要影响老年人的日常生活质量。由于控制排便能力差限制了老年人社交活动,并会产生其他一些问题,如厕所位置不便、个人卫生/身体有臭味、无应对措施、恐惧、体力活动下降、尴尬和无法预测的排便习惯。同时也存在心理问题,如焦虑和抑郁、自卑感等。

 大便失禁有哪些表现?

内裤有污渍、弄脏衣物和漏粪等。长期卧床衰弱的老年人往往伴有粪嵌塞。了解失禁发生的时间,如进餐、排便、运动或夜间,可为寻找病因和治疗提供线索。

有哪些方法可以缓解粪便失禁？

1. 调整排便习惯，在饮食中补充膳食纤维。

2. 适当服用止泻药物，如蒙脱石散和盐酸洛派丁胺。

3. 练习收缩肛门动作，每次5～10分钟，每天2～3次。

4. 是否需要手术治疗，应咨询专科医生。

（孙晓红）

老年人安全保障

第三十七章

老年人居家环境安全

 为什么要重视居家环境安全？

受到传统文化、社会经济发展以及医疗保障体系等各方面的影响，中国大部分老年人仍然选择居家养老。对于居家养老的老年人而言，随着年龄的增加，其体能逐渐下降，大部分时间会待在家里。因此，在影响老年人群健康的因素中，居家环境安全占据重要地位。研究表明，不安全的居家环境可引起诸多老年健康问题。有时候一个小的安全隐患，可能引起严重的后果。例如，最为常见的地板湿滑，可能引起跌倒，跌倒后可能导致骨折，骨折后长期卧床可能引起肺部感染、压疮等一系列连锁反应。如果能及时排查居家环境安全并做到防微杜渐，不仅有利于减少及避免这些不良后果，而且对提高老年人及家属的生活质量、减少照护负担大有裨益。因此，居家环境安全问题需要广大老年人、照护者及社区卫生服务者等给予足够的重视。

我们应该如何做以保证居家环境安全？

居家环境安全是指与老年人生存、发展活动相关的家庭居住环境处于良好的状况，对老年人无危险。对于老年人来说，居家环境安全的重点在于防跌倒、防意外伤害。居家环境安全需要做到：地面及居家设备防滑、通道无障碍、居家活动有支持。

1. 居家整体环境安全。整体环境安全涉及灯光、地板及地毯、走廊与楼梯、家具与电线、门窗等方面。

（1）对于老年人而言，白天尽量拉开窗帘保证室内光线要充足，如遇到阴雨天等，及时打开电灯以补充照明。有必要在走廊及通道等处设置电灯，以保证老年人起夜时通道足够明亮。光线的强度应适中，既保证老年人看清屋内的物品以及家具，又不能过强引起眩晕感。所有电灯的开关外观、位置应该较为明显方便老年人容易找到。

（2）地板应为不反光且防滑的材质。时刻保持地板干燥，如有水或者油等，要及时清理。在清理中，要及时提醒老年人暂时停止活动或予醒目的提醒标识。如果有地毯，地毯下应该有较为牢固的防滑底垫，地毯边缘应与地面固定良好，避免地毯在地板上滑动或者地毯边缘卷曲等绊倒老年人。

（3）走廊两侧应该设置扶手以协助老年人行动，走廊应避免堆杂物等，保持路面通畅，宽度以150cm以上为宜（方便轮椅在走道上有回转的空间）。尽量避免室内设置楼梯，高龄老年人因为关节以及体力等因素，上下台阶存在困难，楼梯的存在会严重影响室内活动且影响就餐、如厕、就寝等日常作息。如有楼梯，应该在楼梯左右两侧均设置扶手，并运用对比的素色区分楼梯高度的变化（如波浪或者斜纹，尽量不使用相近颜色区分，如黄色和白色不易分辨，应避免）。

（4）家中尽量避免外露的电线或者延长线，如果有应与墙面或者地面固定。老年人随着年龄的增长，行动灵活性会逐渐下降，家具的边缘如桌子、椅子等边缘或者转角处应光滑无直角突出（如弧状或者予保护封套）为宜，避免伤到老年人。使用不带轮子的桌椅，即使有，应将轮子及时固定。老年人常用的椅子高度应适合其起身或者坐下，并配有扶手协助，使用具有重量的木质椅子可避免因为起身或者坐下等动作时引起椅子本身移动。

（5）门把手T型设置较好，避免开门过程中伤手。门距足够宽，可让老年人容易进出。门廊要设电灯，室内外地面高度一致或者设置缓坡过度，避免门槛。进门鞋柜旁边设置供换鞋使用的座椅。窗户外面应设置防坠落围栏。尤其注意，对于失智老年人，居家时要及时关闭房门，外出需要照护者陪伴，防止走失。

2. 居家浴室安全（图37-1）

（1）浴室和厕所应该分开，厕所设置在外面。浴室的通道能无障碍通行，门槛和地面不能落差太大，避免绊倒。

（2）浴室的地面铺设防滑排水垫，浴缸或者淋浴间有防滑条或者防滑垫，地面经常保持干燥，洗浴用品放置到洗澡时触手可及的地方。

（3）浴缸高度低于膝盖，浴缸旁设置防滑椅以方便休息。浴缸旁设置可以抓握的固定扶手，扶手高度80～85cm，与墙壁间隔5～6cm。

（4）使用坐式马桶且高度适当，马桶旁设置固定扶手，扶手高度42～45cm，以方便老年人起身和坐下。

（5）洗手台旁边设置固定的扶手，采用上下开关式水龙头，洗手台旁附近地面放置布质防滑垫以吸收溅出的水分、防滑。

（6）加装夜间照明装置。

（7）燃气热水器应放到浴室外通风的地方。

3. 居家卧室安全

（1）需要足够的夜灯或者床侧灯光，以供夜晚行动。

（2）从床到浴室、厕所的通道能无障碍。对于高龄行动不便的老年人，可在卧室放置尿桶。

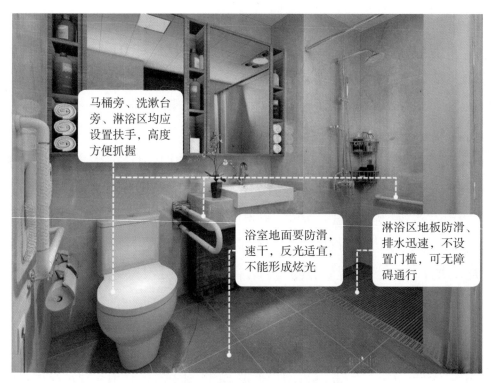

马桶旁、洗漱台旁、淋浴区均应设置扶手，高度方便抓握

浴室地面要防滑、速干，反光适宜，不能形成炫光

淋浴区地板防滑、排水迅速，不设置门槛，可无障碍通行

图37-1　居家浴室安全注意事项

（3）床的高度合适（到膝盖高度为宜，45～50cm），床垫边缘能防止下跌，床垫的质地硬度适中以提供良好的坐式支持。

（4）床边放置电话，伸手可及。

（5）衣柜的高度适当，避免老年人踮足尖或者站在椅子上取用衣物。

（6）卧室的地板设置应同所有的地板设置一样，平整无突出，防护垫固定，避免被绊倒。

4. 居家厨房安全（图37-2）

（1）照护者或家属需要对老年人定期进行认知评估（必要时需要医疗保健人员协助）。对老年人的认知功能做出判断后决定其是否合适在厨房进行烹饪操作或者确定其操作范围。

（2）定期请专业人员检修厨房的水管、线路、燃气管道，避免物理损害。

（3）燃气装置的开关要醒目，最好有较为清晰的字或者标识。

（4）地板经常清理保持干燥且不油腻。可以在水池旁边、烹饪台旁边设置布质防滑垫以吸收溅出的水分、油类以防滑。

（5）厨房设计需要符合人体工程学，操作台的高度不应超过80cm。

（6）尽量避免踩脚凳或者垫脚取橱柜中的东西，如有，厨房内放置高度适当且防滑的踏脚凳。

（7）设置专门的刀具架以保证刀具在不使用时候，刀具的锋利面被保护起来。

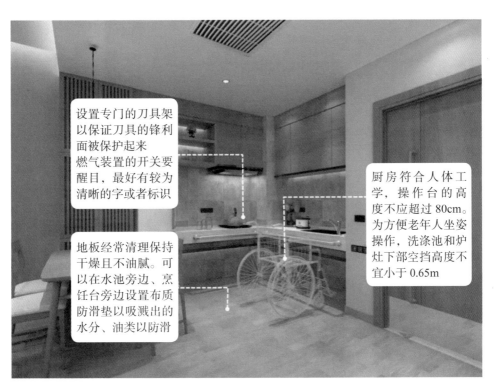

设置专门的刀具架以保证刀具的锋利面被保护起来
燃气装置的开关要醒目，最好有较为清晰的字或者标识

地板经常清理保持干燥且不油腻。可以在水池旁边、烹饪台旁边设置布质防滑垫以吸溅出的水分、油类以防滑

厨房符合人体工学，操作台的高度不应超过80cm。为方便老年人坐姿操作，洗涤池和炉灶下部空挡高度不宜小于0.65m

图37-2 居家厨房安全注意事项

 您的居家环境达标了吗?

居家环境安全涉及条目众多，安全问题在于防控。每个有老年

人的家庭都应该详细地核查并去除隐患，对居家环境进行适老化改造。以下是根据上述内容提炼的居家环境安全快速评估表（表37-1），帮助您核查居家环境。

表37-1　老年人居家环境核查表

评估条目	评估内容	评价	
整体			
1. 光照	白天不需要开灯，老年人就能够看清屋内物品及家具、通道等	是	否
2. 电灯开关	开关醒目，老年人容易找到	是	否
3. 小地毯	边缘固定，有牢固的防滑底垫	是	否
4. 地板	不反光且防滑	是	否
5. 走廊	装设有扶手可协助老年人行动，通畅，宽度足够轮椅回转	是	否
6. 楼梯	楼梯高度的变化有对比，楼梯双侧有扶手	是	否
7. 家具（桌子、茶几等）	边缘或转角处光滑，足够坚固，椅子高度适合老年人起身/坐下，并配有扶手	是	否
8. 延长线与电线	固定且不易绊倒老年人	是	否
9. 门廊	门距宽度合适，门内外无高度差或高度差有过渡	是	否
10. 窗户	外面设置防坠落围栏	是	否
浴室			
1. 布局	浴室与厕所分开，或者厕所在浴室的外边	是	否
2. 地板与淋浴间	经常保持干燥，且有防滑排水垫	是	否
3. 浴缸	高度<膝盖，有防滑扶手，旁有防滑椅以坐着休息	是	否
4. 马桶	坐式马桶且设有扶手	是	否
5. 洗手台	设有扶手可使用	是	否
6. 夜间照明	装有夜间小灯	是	否
7. 燃气热水器	设置在浴室外且通风的地方	是	否

续　表

评估条目	评估内容	评价	
卧室			
1. 夜灯或床侧灯光	留有夜灯且光度足够	是	否
2. 床到卫生间的通道	通道无障碍	是	否
3. 床	高度合适	是	否
4. 床垫	边缘能防止下跌，床垫的质地可支撑让人能坐稳	是	否
5. 床边	有伸手可及的电话	是	否
6. 衣柜	高度合适，取物方便	是	否
7. 地板	平整无突出，防滑	是	否
厨房			
1. 使用者安全	定期对老年人进行认知评估，可以胜任烹饪工作	是	否
2. 管道、线路等设备	定期检修	是	否
3. 燃气开关	标识醒目	是	否
4. 地板	干燥不油腻	是	否
5. 踏脚凳	取物不方便时需要设置踏脚凳，踏板无损坏且能防滑	是	否
6. 操作台	高度合适	是	否
7. 刀具	设置刀具架，刀锋不露在外面	是	否

（李娇娇）

第三十八章

老年人旅行安全

 老年人可以出门旅游吗，是不是不出门才是安全的？

对于老年人而言，如果有时间和精力，旅游也是一种积极养老的方式。旅游可以放松心情、增长见识，可以缓解老年人的孤独感，促使老人参与社会活动。适合的旅游还可以锻炼身体、促进健康。因此，老年人只要身体情况许可，做好计划，充分准备，是可以出门旅游的。长期待在家中不动，反而会造成躯体功能逐步下降，不利于身体健康。

 老年人旅游应该如何安排目的地和行程？

1. 行程安排。关键是4个字：量力而行。老年人的行程应避免"走马观花"，不要抱着去一个地方就要玩遍所有景点的想法；每日活动不宜过多，张弛有道，多留一些富裕时间，以便有必要的休息；如果游玩一天、第二天觉得疲劳，或者在长途交通之后，最好休息或安排较为放松的行程，待精力恢复再行游玩。

游玩项目，建议以步行、坐船（邮轮）、观光车等为主。避免体力消耗较大的越野、登山等项目；从事一些如骑马、驾车、潜水等有一定风险、需要一定技巧的活动，也应慎重。虽然有老年司机驾车经验丰富，但在陌生的环境中驾车，尤其是境外，驾车习惯、交规都不一样，仍然有较高的风险，故不建议老年人"自驾游"。

2. 旅游地点选择。应注意当地、当时的气候，避免过冷或过热。也应注意当地旅游局或使领馆的通报，看当地是否有不适合出行的事件或特殊情况。

最好在一个固定的地方短期居住，可以有充分的休息时间。但需要提前考虑好住宿地点，饮食安排、应对气候变化所需衣物、是否有应急的医疗服务等。

 老年人旅行前该做什么准备？

1. 健康准备。避免带病出行，老年人如近期有身体不适，应及时去医院就诊，一旦发现有不适宜参加旅行的病症，就应当机立断放弃旅游而就医。患有慢性病，需要慢性病治疗稳定后再做旅行打算。需要备好携带的药品，包括三类：①急救药品，如硝酸甘油、速效救心丸；哮喘患者需要携带止喘药物等。②慢性病的长期用药，如高血压药、糖尿病药、冠心病药等，药量应充足并预留富余。③旅行应急药品，如用于便秘、止泻、感冒、过敏、晕车等。有些老年人旅途兴奋，或者有时差，可以准备改善睡眠的药物，如褪黑素、短效促眠药等，但使用促眠药物，在起夜时容易跌倒，应格外注意（建议使用夜灯或保持卫生间灯常亮）。

2. 旅行物品。轻便、保暖的衣服，便于增减和替换；最好要穿一双适足、松软、透气的鞋；必要时需要随身携带拐杖、手电、口哨、信息卡等。

3. 提倡结伴出行。互相有照应；建议把自己的慢性病史告诉同行者，以便应对意外情况。腿脚不便的老年人，最好与旅伴同住一个房间。

4. 出行安全。出行前将相关的电话号码存入手机，以备不时之需。包括家人、导游、旅伴的电话等。除此之外，所住酒店的电话、位置，最好也提前查好、存好，万一外出记不清酒店的位置，也知道如何联系、寻找。

 老年人可以坐长途交通工具出行吗?

老年人乘坐长途交通工具，需要考虑是否能得到足够的休息，以及是否有充足的空间可以活动。铁路、轮船一般都有一定活动空间；长途汽车、飞机的经济舱，则空间较为狭小。

老年人应注意避免长时间保持一个姿势不动，如久坐不动；长期久坐不动，有发生下肢深静脉血栓的风险，也就是在小腿的静脉血管内，血液发生凝固形成血栓，一般表现为单侧小腿疼痛和轻度肿胀，严重的可以有整个大腿的肿胀，血栓脱落可以引起肺栓塞，导致胸闷气短、咳嗽、咯血等情况，甚至危及生命。所以建议老年人在保证安全的情况下，在长途交通工具中经常走动；或者经常变换双腿姿势，或做一些屈伸脚踝的动作；同时适当饮水，避免脱水。

（朱鸣雷）

第三十九章

居家防火

 家庭火灾引发的主要因素有哪些?

一是电器,现代化的家电日益增多,长时间、超负荷使用或者产品质量不过关,家用电器极易起火燃烧,引发火灾;二是液化气、天然气,违章操作,不注重对液化气灶具的维修和保养,液化气、天然气管道破损漏气引发火灾;三是生活中粗心大意,用火不慎等引发火灾。

 老年人在家中如何进行消防安全自查呢?

1. 家中的电气线路是否有破损,线芯是否裸露,家中电器是否超负荷使用等,如发现电线老化严重应及时更换。不要私自乱拉乱接电线,要使用安全的保险丝,严禁使用铜丝代替保险丝。

2. 使用液化气、煤炉等有明火的灶具应有单独场所,保持良好通风,并与可燃物保持至少1m的距离。不要将液化气瓶放在暖气片旁或有炉火的房间内。

3. 家中的电视机、取暖器等家用电器的位置摆放要合适。保证电器有足够的散热条件,不要在电视机、空调、电脑、电暖器、冰箱等周围放置窗帘、书籍等可燃物品。各种家电停止使用时,应及时切断电源,对性能不良、质量不过硬的家电应及时维修、更换。

4. 老年人室内活动相对较多，家庭内部不仅要积极宣传禁烟，而且吸烟者也要自觉、自爱、自防：严禁躺在床上或沙发上吸烟，不乱丢烟头和火柴梗，不乱弹烟灰，更不要将燃着的烟头随处乱放。

5. 家中如果有香水、发胶、指甲油和打火机等易燃易爆的日常生活用品，应将这些生活用品放在阴凉干燥处，不可靠近热源、火源，或使用暴晒和其他方式对危险物品进行加热。

6. 家中楼梯口、阳台不要堆放杂物。最好不要安装无法打开的封闭式阳台和防盗窗，防止发生火灾事故后，完全切断逃生之路。

7. 离开住处或睡觉前要检查用电器具是否断电，总电源是否安全，燃气阀门是否关闭，明火是否熄灭。

 在家庭中是否需要配备小型消防器材？

建议每个家庭配备小型灭火器等消防器材，放在容易找到的位置；而且家庭主要成员要熟练掌握使用方法，能够扑救初起火灾，将损失减小到最低限度。但是，如果不会使用灭火器，或者火势明显，不要试图依靠自己进行灭火，应迅速离开并拨打火警电话119。

 若出现身上衣物着火，该如何紧急处理？

如果衣物着火，一般可就地打滚压灭火苗，不要带火奔跑，以免加快空气的相对流动，从而增大衣物燃烧的火势。着火的衣物脱掉后，不可随处乱扔，要用水或灭火器将火苗扑灭，确保衣物不会复燃。

当火势明显，又居住在高层建筑楼层，该如何逃离呢？

如果火或烟在所在楼层之上，尽量往下跑。如果火在当事人所处楼层下，最好尽量跑到便于消防登高车触及的窗口。在疏散逃生时，要熟悉了解所居住场所的疏散通道和安全出口位置情况，一般高层建筑都有至少2部的楼梯可供疏散，着火时切勿使用电梯。

 逃生时的注意事项有哪些？

为了防止吸入烟气，在火灾发生的初期，湿毛巾是必备的逃生装备，毛巾浸湿后叠三折（八层）有较好的滤烟效果。高楼火灾中大部分危及生命的情况是吸入浓烟导致窒息，因此逃生时要弯下腰或匍匐前进，同时可用湿毛巾、手帕捂住鼻子。

（刘　硕）

第四十章

老年友善医疗机构

 现在看病都要预约，老年人不会上网、不会操作手机怎么预约呢？

随着预约就诊的全面推行，很多已经习惯了窗口挂号或现场加号的老年人要是没有子女或朋友的帮忙，通过网络或手机预约挂号，可能会觉得"看病费劲"了。其实很多医院对此早有对策。以北京协和医院为例，医院特别在门诊安排了多位导医，手把手地帮助老年人在院内自助机上挂号、建卡；针对65岁以上老年患者，收费处还特别开设老年窗口，药剂科综合窗口为特殊老年患者提供帮助，门诊对80岁以上老年人提供优先抽血服务，老年人大可以安心地就诊。国家发展改革委员会、国务院办公厅电子政务办公室、国家卫生健康委员会、工业和信息化部、交通运输部等部门，专门联合颁布了《关于切实解决老年人运用智能技术困难的实施方案》，明确"不能让老年人因智能技术挂不上号、看不成病、办不了事"。

 去医院看病，有检查、取药、预约、交费等很多的手续，老年人不明白怎么办？

医院的各个报到、就诊、交费、预约、检查、复诊等环节，对于老年人而言，的确显得很复杂，老年人如果自己就诊该怎么办呢？多数医院一般都会有辅助的方法，如导诊单、导诊条上都会详细说明去哪里预约、去哪里取药等，在门诊挂号处、建卡处、分诊台、收费处等配置的导医、护士站等也可以为老年人提供指导。

 有的医院门口挂着"老年友善医院"的牌子，有什么含义吗？

　　创建老年友善医疗机构是国家卫生健康委员会的一项工作，目的是推进医院从各个方面来改善针对老年人的医疗服务，包括：①老年友善文化，如在职工手册、行为守则等规范中有对老年人态度、行为和用语等要求。②老年友善管理，如建立适合老年人的服务机制、建立具有老年医学服务特点的管理、知识技能培训机制。③老年友善服务，如提供多渠道挂号服务、为老年人提供一定比例的现场号源，挂号、收费等设有人工服务窗口及现金收费窗口，智能设备配有人工值守等；注重对老年综合征、衰弱、失能、失智的评估与干预，开展多学科合作诊疗等。④老年友善环境，如提供辅助移乘设备（如轮椅、平车）、方便取用，机构的出入口、卫生间、台阶、坡道、转弯处、电梯等符合老年人使用的标准，标识醒目、简明、易懂，具有良好的导向性等。

　　北京市卫生健康委员会从2017年已经开始推进"老年友善医院"的建设，并从前面所说的4个方面设立了详细的"老年友善医院"的评价标准。从2018年开始，分批为符合条件的医院授予"老年友善医院"的称号。如果老年人就诊的医院有这样的称号，更可以放心地来就诊了。

（潘　慧　康　琳）

第四十一章

健康智能监护

 什么是健康智能监护?

健康智能监护包括各种各样的科技设备,能够监测人的生命体征如血压、心率、体温,或人的运动状态如地理位置、是否跌倒、步数、睡眠状态,甚至人的某些生物指标如血糖、血氧饱和度等。通过现代信息技术,这些设备能够把数据上传到云端或某一个分析中心,以便数据进行整理和分析。从这个角度看,现在流行的智能手表和智能手机也可以看作一种健康智能监护设备。

健康智能监护设备的优点在于可以实时监测,整理大量数据;其缺点在于有些数据不一定具有临床效用,也不是针对所有老年人都有意义。有些设备可以执行多种功能,但过多的功能也可能不利于老年人掌握使用方法。因此,选用健康智能监护还要根据自己的实际情况决定,并不能一概而论。

 老人偶尔出门找不到路,有新闻提到过"定位手环",会有帮助吗?

记忆力下降的时候一定要去医院评估,可以选择神经内科、老年科或者记忆门诊等。其次,定位器可以看作一种针对失智症老人的智能监护系统。如果目前老年人已有走失风险,不仅应该随身携带家属的联络信息,还可选择携带定位器,方便走失之后的寻找。

目前市售的定位器有多种类型，如拐杖型、手环型、手表型、钥匙扣型、纽扣型、吊坠型、手机型等，有的还配备有通话功能。选择定位器的时候，需要考虑老年人目前的状态，最好减少使用的复杂性，如视力不好的老年人不适合选用带有屏幕或很小按钮的装置。要根据老年人平时习惯选择，避免他们因为不愿佩戴而将其丢弃，导致定位失效。此外，使用时需及时充电，以免关机。如需要购买定位器，可以在网上搜寻"防走失"或"定位器"，再根据实际情况进行选择。

 有一些年轻人买了智能体重秤，这也适合老年人吗？

对于老年人来说，知道自己的体重情况是有意义的。如果在没有刻意减肥的情况下出现体重持续下降，那就要引起注意。如果家中备有体重秤，就能够实现定期监测的目的，它产生的数据比偶尔一次在外测量的更可靠，而且更能知道自己体重的连续变化；对于心力衰竭、肾衰竭、胸腔积液、腹水的患者，每日监测体重也有助于了解是否容量负荷过多、是否需要调整药物治疗以排出多余的水分。

除此之外，有些体重秤还可以测量身体的成分，比如我们希望肌肉含量更高，因为它对维持老年人的身体功能有很大的作用，可以通过体重秤大致了解身体的脂肪含量是多少、瘦体组织（主要为肌肉）含量是多少。现有市售的智能体重秤，有一部分能够计算出人体成分数据，即瘦体组织或脂肪的含量各占多少，还能通过网络传输到手机APP中，形成表格，方便对比。这些智能体重秤可以通过体脂秤、智能体重等关键词在网上购物平台搜索到。不过，这些商品往往不是专门的医疗检查设备，没有人对这些产品的测量准确程度进行统一的比较，且价格跨度很大。所以如果想准确了解自己的身体成分，还是建议去医院进行相关检查；如果想监测自己的

"减肥、锻炼成果",也可以选择智能体重秤、在家连续监测。

 健康手环靠谱吗?

对于高血压患者来说,监测血压是非常重要的,您平时的血压记录是医生调整用药的依据。但市售的手环、手表等所显示的血压,和医学意义上的血压测量方法差别很大,参考价值有限。因此,如果您关心血压的变化,普通家用的袖带式血压计才是更靠谱的选择。

不过,虽然这类健康手环在血压方面无法替代传统血压计,但其监测心率、血氧饱和度和睡眠的功能,还是能够为医生提供参考信息的。因此,如果您患有心律不齐(如房颤)、慢性阻塞性肺疾病和睡眠障碍,可以选择这类健康手环或手表,对您的指标进行连续监测。一些研究提示,智能健康监测设备在这些状况下能够为患者提供帮助。此外,对于心率的监测还可以为运动的强度提供指导。

 对于患有糖尿病的老人,经常测血糖对手指伤害很大,有没有什么方法可以不扎手指呢?

频繁的血糖检测的确会给人带来很多困扰,这时应首先和医生商量,是否可以减少测血糖的频率,但仍能够保证血糖控制在理想范围之内。不过,目前有很多公司在研制无创血糖监测方法,其中也有零星的产品在市场上出现,如"瞬感扫描式葡萄糖监测系统",国内已有应用。这套系统先将传感器固定在患者身上,再通过扫描传感器的方式获得组织液的糖浓度,近似于血糖(图41-1)。不过,由于传感器含有微针,因此不算真正的无创伤。还有,部分公司研发的"无创血糖仪"也获批上市,不过仍未得到推广使用。

血糖仪作为医学检测的设备,需要有国家医疗器械销售许可的批号，所以如果要购买无创血糖监测系统，一定先了解一下，其是否得到了医疗器械的批文，如果该设备不属于正规医疗器械，有可能血糖值测得不准，无法为临床治疗提供依据；另外，请和医生商量，明确这些产品对您目前的状态是否有帮助。总之，无创血糖监测可以期待，但目前购买需谨慎。

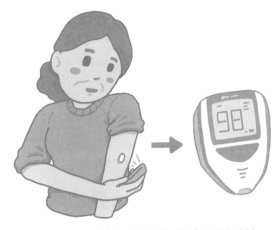

图41-1　瞬感扫描式葡萄糖监测系统

 老人现在走路颤颤巍巍，害怕哪天在家独自跌倒，健康智能监护设备能帮忙吗？

防止跌倒的意识是很必要的，为您点赞！好消息是，的确有很多报警设备可以选择。有些老年人有随身携带手机的习惯，跌倒后拨打求救电话就是一个好方法。一些老年人不习惯使用手机，则可以选择具有跌倒报警功能的智能拐杖、手环、手表等。不过选用的时候需要注意，某些产品是通过发出高分贝警报声音呼救，某些则是通过传输信号向子女报警，某些还能接通生产商提供的服务中心，可根据自己的实际环境和需求进行选择。此外，一些设备还能在佩戴者长时间不活动时发出警报，可以识别意外事件。

不过需要注意的是，这些监测报警设备虽然能够在危险发生时让老年人及时获救，让老年人更放心地生活和活动，却不能从根本上减少跌倒的发生。因此，通过提高自身的活动能力和周围环境安全来防止跌倒还是最重要的（详见第二十六章"跌倒"）。

（金　爽）

第四十二章

不同季节安全事项

 春季老年人要注意哪些问题？

1. 气候多变，增减衣物。俗话说"二月乱穿衣"，说的是清明节前后，因为气候变化多端，早晚温差大，应该准备一件可以随时穿脱的外套。

2. 春游踏青，量力而行。春暖花开，万物更新，经历了漫长的冬天，人们总爱在三四月出门踏青、放松身心。不过，踏青登山一定要量力而行。患有心脏病、高血压、急慢性支气管炎等疾病的老年人，要考虑个人的身体素质和体能，不要勉强登山或长距离奔走，以健步走等相对温和的运动更为合适。

3. 稳定情绪，防止心理疾病。春季是多种精神疾病的高发期，再加上清明扫墓容易使人情绪低落、抑郁，诱发精神疾病。因此，清明前后晚辈们更应关爱家中老年人，老年人也要保持稳定的情绪和舒畅的心情，避免过于悲怀伤感，预防精神疾病的发生。

4. 避免呼吸道传染病。春季是呼吸道传染病的多发季节，如百日咳、麻疹、水痘等，老年人免疫力比较差，在疾病流行期间，不要频繁出入人多的公共场所。

 夏季老年人要注意哪些问题？

1. 老年人空调适合开几度？老年人因血管弹性、心肺功能较差，空调温度一定要设置在合理的范围内。建议夏天空调房温度维持在26～28℃，湿度在50%左右。一般室内空调房温度与室外的温度不能相差太大，建议温差在5～10℃为宜。温度在低于24℃时，一般人生理反应容易减慢，因此建议有老年人在的场所温度不宜低于24℃，也避免增加跌倒风险。

2．什么是空调病？空调病是指使用空调后出现头痛、头晕、鼻塞、流涕、乏力、发热等症状的疾病。空调病症状多类似感冒，致病最主要的原因之一是室内外温差过大。

3．吹空调时需要注意哪些事项？①不要马上进入空调房，温度骤然下降，会使血管急速收缩，很容易引发头痛、心脏病或卒中等。老年人在进入空调房时，最好先在门口过渡一下，给身体适应室内低温环境一个缓冲的时间。②在出汗时不要吹空调，因为出汗的时候吹空调会引起皮肤表面毛孔的收缩，影响机体散热，外寒内热，容易患空调病，建议先擦干身体，等体温平复后再使用空调。③老年人不宜长时间待在空调房里，应定时关闭空调，开窗通风。因为长期密闭的环境，会使空气中的致病菌、灰尘等数量增加，影响呼吸道健康。④在空调房内，老年人要注意穿上长裤和袜子，因为冷空气一般多在房间的下部，脚和腿容易受凉；还要护好肩颈、膝盖、腹部等重要部位，避免受凉。⑤老年人经常待在空调房里要及时补充水分，一般人建议每日2000ml，少量多次饮用，同时可煮点绿豆汤消暑。⑥洗澡后血液循环加快，皮肤毛孔舒张，此时吹空调会急速收缩血管和毛孔，易受寒而引起感冒。最好是等身体自然风干或擦干以后，休息20～30分钟后再开空调。⑦通常不建议老年人晚上开着空调睡觉，夜间使用空调时室内外空气无法交换，空气质量较低，易受病菌感染。建议在睡前半小时先将空调开启，并搭配风扇使用，让房间温度先降低，睡觉时再把空调关闭，维持风扇运转，让房间保持空气流通。或者是将空调开启"睡眠模式"，或是定时关闭，并将温度维持在27～28℃，并且避免空调风直接对着人体吹。

秋季老年人要注意哪些问题？

1. 适当增强锻炼。秋季日照充分且阳光不强，是户外活动的最好时期。体质好的可爬山、钓鱼、郊游等。体质差的可做力所能及的运动，如户外散步、太极拳、保健操等。

2. 注意增减衣物。初秋季节中午虽热，但早晚较凉，需根据温度变化及时增减衣物。

3. 保持室内湿度。秋季空气中湿度小，风力大，汗液蒸发得快，易出现皮肤干燥、皮肤瘙痒，要保持室内一定湿度，适当补充水分，可外用润肤乳，使皮肤保湿。

4. 注意调节饮食。早秋季节日间气温较高，温差变大，是蚊蝇孳生和病菌繁殖的最佳时期，食物极易腐败变质，尽量少吃生冷食品及海鲜类食品。老年人胃肠功能差，对冷的刺激比较敏感，即使达到完全灭菌标准的冷饮也可能会引起腹泻。晚秋季节，多吃一些润肺生津的食物如山药、莲藕、杏仁、百合、梨、冬瓜、莲子和大豆等，不吃或少吃辛辣食品。

5. 保持心情舒畅。草枯叶落的深秋常会引起老年人心中垂暮之感，易诱发消沉情绪，需学习心理上的自我疏导，可与家人或朋友外出秋游或参加一些有趣的体育活动，疏解不良情绪。

 冬季老年人要注意哪些问题？

1. 注意防寒保暖，预防感冒。①冬天出门时注意保暖，戴好帽子、围巾、手套等，做足防寒准备。②根据个人情况，进行适当锻炼。③一旦发生感冒，要及时就医，按时吃药，不要拖延。④晚上睡觉前热水泡脚，水温不宜过高，尤其对于糖尿病患者，因感觉下降易烫伤；时间10～15分钟为宜，可增加血液循环，对于身体和脚的保暖以及增进睡眠都是很有帮助的。

2．下雪天注意防滑，避免跌倒。①冬季，路面一旦积雪或者结冰，老年人容易发生跌倒。因此，下雪天老年人最好不要出门，如果出门要有人陪同。②外出时，建议穿能支撑踝部的高帮且防滑性好的鞋子。③经常检查拐杖橡胶底部是否完好，如果已经磨平，应立即更换。④假如突然跌倒，迅速做出正确反应，可减少严重伤害。老年人摔倒时常会臀部着地造成股骨头骨折或腰椎压缩性骨折。专家建议，相对于臀部着地或一侧身体着地，用手撑地给老年人造成的伤害以及治疗的难度要小得多。如果用手撑地，往往损伤的是腕关节，可能导致尺骨远端或桡骨远端骨折，但这种手臂骨折不需要卧床，康复训练容易做，恢复相对快，更不会造成致命的并发症。

3．预防呼吸道感染。①建议老年人在冬季空气质量差时减少外出，日常外出时，尽量不要将口、鼻暴露在外，防止冷空气刺激呼吸道。②在室内时，可以使用空气净化器及空气加湿器改善空气质量。③老年人戒烟非常重要。④每年按时到社区医院进行季节性流感疫苗接种。

4．多外出走动，减少抑郁。受寒冷天气的影响，很多独居的老年人选择闭门不出或者减少外出。社交隔绝或者社交减少，会导致老年人感到孤独。建议身在异地的家人多打电话给老年人，即使是简单的寒暄，也会对老年人的心情有很大的改善。老年人也可以主动和就近的邻居朋友多走动，避免长时间独自在家。

（姜　珊）

第四十三章

老年人疫苗接种

随着年龄的增长，老年人的免疫力会逐步下降，加上各种慢性病的影响，器官功能的下降，容易发生各种感染性疾病，而且一旦发生感染，程度也会更严重。因此，老年人需要采取预防措施来预防各种感染，除个人卫生（如勤洗手）、个人防护（如必要场所戴口罩）、良好生活方式（如适合的营养及锻炼、增强体质）外，接种疫苗也是一个重要的预防手段。

肺炎球菌疫苗

 老年人为什么要接种肺炎球菌疫苗？

肺炎是最常见的疾病之一，尤其在老年人群中高发。身体衰弱、患有许多其他疾病的老年人，一旦发生肺炎，很可能就是"致命的一击"。通过接种肺炎球菌疫苗，可以有效降低老年人感染肺炎链球菌的概率，并且一旦感染，也可以降低感染的严重程度。肺炎球菌疫苗虽然不可能预防所有的细菌性肺炎，也不能预防病毒性肺炎，但能够预防其中最凶猛的肺炎链球菌感染。

 肺炎球菌疫苗怎么接种？

肺炎球菌疫苗不是活疫苗，而是用十几种或者二十几种最危

险的肺炎球菌的多糖体制备的，目前有13价（PCV13）和23价
（PPSV23）两种，65岁以上的老年人要接种23价的，可以预防23种
肺炎球菌感染。23价肺炎球菌疫苗接种一次，免疫功效可至少维持
5年。肺炎球菌疫苗可以在全年任何时间接种，也可以与流感疫苗
同时接种，使用不同的注射器在不同部位接种。一般而言，肺炎球
菌疫苗只需接种一次，但身体虚弱者，在首次接种5年后需要二次
补种。

 什么样的人群适合接种肺炎球菌疫苗？

推荐接种的人群包括：65岁以上的老年人；患有慢性心血管疾病
（包括充血性心力衰竭和心肌病）者；慢性肺疾病或糖尿病者；患
酒精中毒、慢性肝脏疾病及脑脊液漏者；各种原因造成免疫功能低
下者。

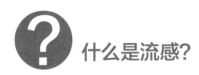

流 感 疫 苗

 什么是流感？

流感是一种年年流行的传染病，由流感病毒引起。全球每年死
于流感者超过50万人，历史上几次流感大流行死亡人数均以百万
计，最严重的为1918～1919年大流感，全球死亡人数达到1亿人。
流感对老年人的威胁非常大，死于流感的人90%是65岁以上的老
年人。

为什么要每年接种流感疫苗？

流感病毒非常容易变异，因此流感疫苗必须年年重新设计和生产，流感疫苗的接种也要年年进行。

 什么样的老年人更适合接种流感疫苗？什么时间接种？

慢性基础疾病者，如患心脑血管疾病、慢性呼吸系统疾病、肝肾功能不全、血液病、神经系统疾病、神经肌肉功能障碍、代谢性疾病及患免疫抑制性疾病或免疫功能低下的人都建议接种；此外，医疗卫生机构和养老院、护理院工作的医护人员也建议接种。老年人，尤其是患有哮喘、糖尿病、慢性肺病等慢性病的老年人应该每年接种流感疫苗；接种时间应该在流感流行季节之前（北方一般为秋季），从接种到身体产生抗体，至少需要2周时间，所以等周围人有流感了再接种就来不及了。

 什么情况下不适合接种流感疫苗？

流感疫苗是比较安全的，常见的反应为注射局部疼痛，一般几天就会消失。如果正在发热，要等好了以后再接种。如果以前接种后有严重的副作用，就不要接种了。对鸡蛋严重过敏者也不要接种。

流感疫苗有效吗，为什么打了流感疫苗还会感冒？

感冒不是流感，感冒可以由多种其他病毒导致，所以流感疫苗预防不了普通感冒。而且普通感冒一般比流感轻得多，也不需要靠接种疫苗来预防。另外，由于流感病毒的变异性强，如果碰上疫苗没有覆盖的变异毒株，还是可能会被传染，所以每年的季节性流感疫苗的设计有很大的预测成分，比较成功的流感疫苗也只能达到60%～70%的有效率。

带状疱疹疫苗

 什么是带状疱疹？有什么症状？

带状疱疹是由水痘-带状疱疹病毒引起的，这种病毒初次感染常引起儿童或成年人的水痘，隐秘感染也可以没有任何症状。水痘-带状疱疹病毒感染很普遍，40岁以上人群感染率可以达到99%。一旦感染，病毒就会潜伏在身体中，当机体免疫力下降、过度劳累、精神压力大时，水痘-带状疱疹病毒就会发作出来，导致带状疱疹。老年人因为免疫力下降，更容易发生带状疱疹，而且发作起来往往更严重。

由于带状疱疹病毒是沿着感觉神经发作出来的，因此其症状是沿着一条感觉神经的分布区域出现疱疹，在躯干上的感觉神经是呈条带状分布，因此得名带状疱疹。但如果发生在非躯干的感觉神经上，也可以不是条带状疱疹。带状疱疹常伴有神经疼，有时即使疱疹好了，神经痛还持续存在，称为疱疹后神经痛，老年人更容易发生疱疹后神经痛，甚至可以长达几年时间。

如何接种带状疱疹疫苗？

　　不管以前是否得过水痘、带状疱疹，50岁以上的人群都建议接种。

　　迄今为止市场上有两种疫苗，一种为2006年上市的减毒活疫苗（zoster vaccine live，ZVL）；一种为2017年上市的佐剂带状疱疹亚单位疫苗（recombinant zoster vaccine，RZV）。国际上优先推荐RZV作为50岁及以上健康成年人使用，并且建议既往接受过ZVL的成年人仍接种RZV疫苗，推荐基础接种1剂，间隔2～6个月后再接种第2剂。我国已批准RZV疫苗上市，用于50岁及以上成年人预防带状疱疹。

（葛　楠　朱鸣雷）

第四十四章

节日健康安全

 每到过节就容易吃多，有什么危害吗？

节日时容易发病增加的疾病包括急性肠胃炎、急性胰腺炎、酒精中毒、心脑血管疾病、痛风发作、鱼刺误吞等，这些都和饮食不当、暴饮暴食等有一定关系，因此过节时应该谨防病从口入，做到饮食清洁、饮食均衡、七至八分饱。老年人更应该注意不要吃得过饱。

 家庭聚餐以后腹痛呕吐，会有哪些可能？

食物中毒、急性胰腺炎、心肌梗死、异物误吞等都可表现为腹痛，且病情严重。同时还需要考虑到和饮食无关的疾病，因为并非所有的腹痛都和"吃多了"有关，也并不是所有腹痛都能"忍"过去。因此，当腹痛出现时，还是需要及时急诊就医，让医生帮忙鉴别原因。尤其是当腹痛严重，或伴有冷汗、胸闷、心悸、血压降低、腹部按压后回弹时疼痛（即反跳痛）等表现时，更需要立即就诊。老年人的很多疾病都可能以腹痛为表现，因而更不能大意。

节日家庭聚餐，有哪些注意事项？

老年人往往喜欢家人欢聚一堂，但应注意避免"张罗、准备"聚会而过度劳累。聚餐时应注意以下几点：

1. 饮食清洁。食材要选择新鲜清洁的，在加工时注意生熟分开，烹任务必熟透，这样能够杜绝食源性传染病。如有剩菜，则应尽快冷藏，最保险的方法是煮开后冷藏。过节时容易产生大量剩菜，千万不可为了节省而食用已经出现馊味的饭菜，因为如果因此得病，将会得不偿失。最好的办法是提倡文明就餐，吃八分饱，减少铺张浪费。

2. 饮食均衡。过节期间仍应保持平日的饮食习惯，进食主食为主，荤素搭配。太多油腻食物容易诱发胆囊炎、胰腺炎、心脑血管疾病，要注意避免。进食过量海鲜、饮用含糖饮料、酒类有诱发痛风的可能，因此高尿酸血症患者需要注意。糖尿病患者尤其需要注意饮食，既不能进食过度导致血糖过高，也不可因不吃主食而诱发低血糖。

3. 饮酒适量。节日聚会容易出现饮酒过度，除外酒精中毒，还可能诱发胰腺炎、急性胃炎、心脑血管疾病，许多药物也会与酒精产生反应，因此需要适度饮酒。提倡文明饮酒，尊重自己与他人，喝酒前先吃主食，酒后及时休息，警惕酒后误吸与跌倒。

 安全祭扫包括哪些方面？

清明节、中元节等节日都是我国传统的祭扫节日。安全祭扫包括环境安全与自身安全两方面。老年人行动、反应敏锐度下降，焚烧纸钱、燃放炮竹有引发火灾的危险；焚烧产生的烟雾会刺激呼吸道，有诱发慢性阻塞性肺疾病、心脑血管等疾病加重的风险，需要格外注意和当心。祭扫故人更重要的在于心灵的连结，可以根据自己的实际情况选择具体方式，通过创造艺术纪念品、和先人对话、和先人写信等方式，也能寄托追思，感怀旧事。老年人缅怀逝者时更容易伤感、影响自身情绪，应注意避免独自伤感，多与人诉说；家人也应注意老年人在这段时间的情绪状况。

 又到了团聚的节日，家人却不在身边，老年人感觉孤单时怎么办？

无论在农村还是城市，总有一些时候我们无法回避孤单感。如果家人不在身边，老年人更容易有孤独的感觉。首先要保证自身安全，要记得吃药、喝水、吃饱饭。洗个澡，让自己慢慢活动起来，做些力所能及的事，但不用勉强。

在节日里独处时，可以为自己放一首老歌，看一场老电影，回顾一些老照片。也可以和远方的家人、朋友打个电话，聊聊家常；或在微信里发个红包，主动带动气氛。独自过节的人不止一个，提早几天联系，也许能找个人聚一聚。

（金 爽）

第四十五章

失智症老年人照护

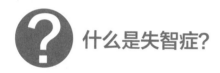 **什么是失智症?**

失智症又称老年痴呆,是一种因脑部器质性病变或疾病所导致的渐进性认知功能退化,退化的幅度远高于正常老化的进展,从而引起社会生活的障碍。

 失智症的病因有哪些?

多种原因,如遗传、中毒、中枢神经系统病变(如脑缺血、脑积水)等,均可引起大脑认知功能退化,出现失智症表现。失智症中最常见的是阿尔茨海默病(AD),病因未明,可能与基因遗传有关。年龄是AD最主要的危险因素,根据流行病学研究,65%以上的人有5%有AD,85%以上则增加到20%以上。特征为脑组织发生退化现象而形成脑萎缩。另外,一些社会、心理、环境因素,如退休、失业、老伴去世等负性生活事件,也可促使老年失智症的发生。

患失智症的老年人会有哪些常见症状？

失智症的首要症状：辨识日常用品的能力减退，记忆力变差，健忘，判断力及计算力退步，且对时间及地点的定向力混乱，也包括人格和行为改变。典型起始症状为记忆障碍，老人会遗忘刚刚发生的事（短期记忆差），而较久远的记忆（远期记忆）在发病初期则不受影响（图45-1）。

有时，人们会以为老年人健忘是正常的，而忽视了早期的失智症症状。一般而言，正常的健忘不会影响日常生活，稍给提示，老人就能想起来；而有问题的健忘则会影响日常生活，如忘了关火、忘了锁门等，而且如果在健忘的基础上伴随有其他症状，如走路迷失、不清楚时间等，甚至一些精神症状，如情绪不稳定，易冲动，出现怀疑、幻觉、妄想、抑郁等，则更应该重视。失智老年人的日

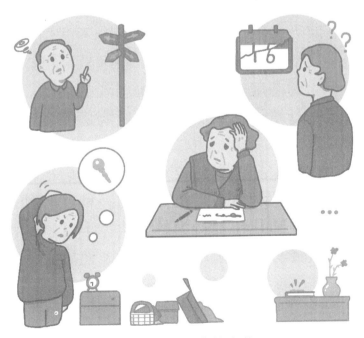

图45-1　失智症的症状

常生活能力退化，原本会做的事情可能渐渐不会做了，也提示可能有问题了。在引起失智症的原因中，有的是可以干预改善的。因此，老年人一旦出现早期的认知功能退化，如明显忘事、找不到熟悉的路等，应该及时去医院就诊，由专业医生进行排查。

 失智症老年人的非药物治疗有哪些?

失智症老年人非药物治疗是指行为治疗、认知训练治疗、心理教育等非药物治疗方法。一般来说，除非患者症状不适合，均可以采用非药物治疗。常采用的非药物治疗方式有针对照护者的心理教育、照料者行为指导，以及针对失智老人的认知训练治疗、行为调整治疗、丰富感知治疗等。相关的非药物治疗措施，需要在专业人士的指导下进行。

心理教育是通过改变照料者的态度与行为，进而缓解患者的症状。不少患者的精神行为症状与照料者有关。比如，患者反复询问一件事情，而其家人在回答了许多次后逐渐不耐烦，甚至发怒，易导致患者更迷惑或情绪相应变得恶劣。心理教育可以通过改变照料者对患者精神行为的态度或做法而减缓患者的症状。照料者行为指导，是对照料者进行培训，加深照料者对疾病的理解，提高与患者的沟通技巧。

行为调整治疗是根据患者的疾病状况，适当培训并改变患者的行为。认知训练治疗是对患者进行特定的一种或多种认知训练，从而相应改善患者的认知与精神行为的方法。丰富感知治疗是指让患者处于相对丰富、且有安抚作用的环境中，让患者情绪稳定的一种做法。

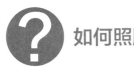 **如何照顾失智症老年人？**

在日常生活的照护方式上，应根据病情进展、健康状态、残存能力来进行照顾。在进行日常活动的照顾时，必须准确掌握老年人失智症的病情发展及身体健康状况，掌握老年人"会做什么，不会做什么""哪些活动需要提供帮助"，然后再根据具体状态为失智症老人制定个性化的照护计划。

1. 创造安全舒适的生活环境。由于失智症老年人认知功能减退，自我照料能力下降，因此创造适应失智症老年人需要的生活环境是任何治疗计划的重要组成部分。如建立并强化日常生活习惯：将钥匙、手机和其他贵重物品放在家中固定位置，每日同类活动尽量安排在一天中同一时间进行，方便老年人记忆，可使用日记形式记录每天的日程安排，养成检查完成项目的习惯。确保居家环境安全：如确保家中物品摆放有序整洁，家具边角圆滑，避免小块地毯及多余杂物，通道通畅，预留足够的活动空间，确保老年人衣着合身，鞋子合脚舒适，在浴室或楼梯安装坚固的扶手，防止老年人磕碰或跌倒。尽量减少需要记忆的任务：如家具摆放及环境格局尽量固定，避免老年人因环境改变加重认知障碍症状。减少家中镜子的数量：失智症老年人可能会因镜子中的图像而恐惧或困惑。生活方式及生活环境的调整可显著改善失智症老年人的生活质量。

2. 心理照护。患有失智症的老年人可能会经历多种情绪：困惑、沮丧、不确定、恐惧、焦虑、愤怒、抑郁和悲伤。因此，照护者在日常照护过程中应耐心倾听老年人诉说，提供情感支持，尽量帮助老年人，维持老年人的尊严，建立与老年人的信任感，让老年人放心。

3. 营养照护。充足的营养摄入很重要。失智症老年人可能会忘记吃饭及喝水，或者忘记自己已经吃过饭、喝过水，导致营养不良、消化道问题、脱水等。照护者应当提醒并帮助失智老年人按时进食。嗅觉、味觉减退在失智症老年人中也常见，照护者可尝试在食物中增加改变食物质地和口感的食物和调味料，如黑胡椒、辣椒粉、辣椒、姜、芥末、萝卜等。提供种类多样、小份食物或患者喜爱的食物，根据营养师建议提供营养补充剂，这些均能促进老年人进食，维持体重。进食前应做好准备，最大限度地减少使其分心的因素，如保持环境安静，情绪稳定，避免电视等吸引老年人注意力；强调在进食中调动多种感官的参与，如提供手抓食物、根据生活自理能力提供辅助进食餐具，使其尽可能自行进食。此外，应尽量改善老年人的进食体位，可在其最清醒和功能水平最高时安排进餐。

4．锻炼照护。定期锻炼是维持失智症老年人残存功能的重要手段。正式的锻炼计划可改善其身体功能，或者至少可减缓功能下降的进展；有助于改善情绪，减少抑郁的发生。适量的运动还可以保持关节、肌肉、心脏的健康，同时促进睡眠、预防便秘。如老年人行走困难，可根据情况选取一些椅上或床上活动。

5．药物照护。将药物放在安全的地方，可建立服药清单来记录服药情况。

6．安全照护。安全是照护失智症老年人的重要方面。前瞻性地处理这些问题可防止严重事件发生。理财能力受损可成为早期痴呆患者的临床起病缺陷，应在诊断后尽早与患者和家属处理这一障碍。一些失智症老年人可能走失，应确保老年人携带身份证明或佩戴防走失手镯、手表，或者携带有定位功能的手机，并在电话里输入重要的电话号码，启用快捷键等，这些措施均能降低老人走失风险。最保险的方法是对于有走失高风险的老年人，由照护者密切陪伴。此外，灶具、家用电器等，也要根据老年人的功能情况，进行相应的安全调整。

护理失智症老年人有哪些注意事项？

在照护失智症老年人的过程中应当照护得当，如果照护过度，反而会减弱老年人残存的自我照顾能力。生活能够自理是支撑人类自尊心的要素，照护得当在维持失智症老人健康的心理状态上是也很重要的。同时，失智症老年人的照护者承受着巨大的精神心理压力及体力消耗，特别是当老年人认知功能减退或行为症状恶化时。其他家庭成员或社区应充分肯定他们的付出，了解其需求，为失智老年人的照护者提供各方面的关心与支持。

（郭欣颖）

第四十六章

失能老年人照护

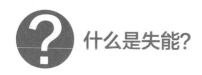 什么是失能?

一般习惯上,我们把丧失生活自理能力的老年人称为失能老年人,是指由各种障碍所导致的日常生活或从事其他复杂活动的能力受限。失能除受本人的躯体、大脑功能影响外,也受环境因素的影响。友善的环境因素,可以降低完成某件事情的难度。例如,楼房有电梯,即使老年人爬不动楼梯,也能自己出门;这也就是我们所说的"适老的环境",可以通过环境设施的调整来维持老年人生活自理。

 失能的评估标准是什么?

按照国际通行标准分析,一般按照吃饭、穿衣、洗漱、上厕所、走动、洗澡等6项指标分类。1～2项"做不了"的,定义为轻度失能;3～4项"做不了"的,定义为中度失能;5～6项"做不了"的,定义为重度失能。

老年人失能的影响因素有哪些？该如何预防失能呢？

老年人失能可以受多种因素影响。

首先是个体因素：包括高龄、超重、低体重；慢性病或多种慢性病共存，如肌肉骨骼疾病、心血管疾病、呼吸系统疾病、糖尿病、慢性肾病、认知障碍、视力和听力障碍等。因此，在治疗慢性疾病时，不仅仅是治疗疾病的本身，同样要考虑如何能把功能维持好，这也是老年医学所关注的重点之一。

其次是行为因素，包括：①生活方式：拥有良好的生活方式，如参加体育锻炼、不吸烟、不喝酒的老年人，其健康状况良好，失能风险低。②营养状态：营养不良的老年人身体功能较差，其发生跌倒、骨折、卧床和抑郁的风险增加。③社会参与：增加社会参与如打牌、走亲访友、参加社会活动、有偿工作等对老年人有良好的健康促进和失能预防的作用。维持功能的最好方法，就是持续使用这个功能。因此，老年人应当有意识地独立完成自己力所能及的事情；我们说的"养老"不是什么事情都替老年人完成，而是创造条件，尽量让老年人能独立完成自己想做的事情。

最后是环境因素，正如前面所说的，对老年人友善的环境，可以降低老年人完成某件事情的难度，从而有助于维护老年人的独立、维持其功能状态。老年人的"内在"功能受损，如疾病造成的功能障碍，有时不能完全恢复，但通过改善"外在"的环境也有助于维持功能。随着科学技术日新月异的发展，许多新的技术设备，也可以帮助老年人完成以前做不了的事情。

 如何对卧床的失能老年人进行护理？

1. 口腔护理。完全失能的老年患者长期卧床，常因吞咽障碍、误吸导致口咽腔及肺部感染，增加死亡率。因此，为完全失能老年人采取适宜的口腔护理及护理频率可有效减少病菌侵入，从而降低患者口腔、肺部感染发生率。

2. 管路护理。失能老年人常因病情的需要而留置各种管路，可为治疗提供方便，但同时也增加了管路滑脱、导管相关性感染等风险。正确的管路护理至关重要，它确保了患者的有效治疗，相关的技巧需要专业人员的指导。

3. 压力性损伤护理。压力性损伤是指由于压力、剪切力和/或摩擦力而导致的皮肤、皮下组织和肌肉及骨骼的局限性损伤，常常发生在骨隆突处。失能老年人易发生压力性损伤，压力性损伤的发生反过来又会影响老人疾病的恢复，严重者还会继发感染甚至死亡。在老年人的居家照护中，压力性损伤应该引起足够的重视。需要在专业护理人员的指导下采取相应的预防措施（图46-1）。

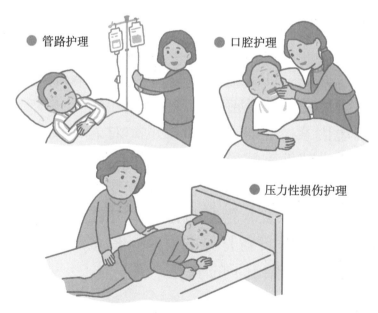

图46-1　失能老年人的护理

哪些因素容易造成压力性损伤?

压力性损伤的发生受到多种危险因素的共同作用，可将其分为内因、外因及其他因素，我们需要关注的是那些可逆的因素，通过改善这些因素来预防压力性损伤。

内因包括：①营养不良、消瘦。如果受压处的皮肤很薄，缺乏肌肉及脂肪组织的保护，则容易发生压力性损伤。②活动受限：偏瘫、意识不清及高龄体弱的老年人，不能自己翻身活动，导致身体局部受压时间延长，易发生压力性损伤。③一些疾病造成皮肤脆弱，如水肿、皮肤自我修复能力减弱，也容易发生压力性损伤。

外因包括：①垂直的压力，主要来自本身体重和附加于身体的压力。卧床或坐轮椅的老人，长时间不改变体位，就有可能因为局部承受压迫过久，导致局部皮肤缺血而形成压力性损伤。②剪切力，由皮肤和深层组织间进行相对移位所引起，又称推动压力，如卧床老年人，当床头抬高＞30°，受重力作用，躯干有向下滑动的趋势，骶尾皮肤就会与骶骨形成易损伤深部皮肤组织的剪切力。③摩擦力，是一种作用于皮肤表层的机械力，主要由摩擦产生。当老人在床上移动时，皮肤随时都受到衣、裤、床单表面的摩擦。一旦发生皮肤擦伤，就易发生压力性损伤。④环境因素：汗液、尿液长时间的浸渍，皮肤潮湿引起皮肤松软，在外力的作用下易引起压力性损伤。

 老年人如何预防压力性损伤呢?

针对上面所说的损伤因素进行预防。

1. 纠正全身营养状况，去除引起营养缺乏的原因，过度肥胖者要控制体重，适当增加运动。

2. 避免局部组织长期受压，定时翻身，长期卧床的老年人宜2～3小时翻身一次，同时注意翻身技巧，避免摩擦皮肤。

保护骨隆突处，在身体空隙处垫软枕，使支撑体重的面积加大。长期卧床的老年人可使用气垫床以减轻压力。可预防性使用保护贴膜。需要注意的是，即使及时使用了这些保护措施，仍需经常为长期卧床老人变换卧位。保护足跟等易受压部位，可使用软枕放置在小腿下，使足跟悬空减轻受压。

3. 避免摩擦力和剪切力。抬高床头时勿长时间超过30°；确实需要取半卧位时，注意防止身体下滑。协助老年人翻身、更换床单及衣服时，需将老年人抬离床面，切忌拖、拉、推。

4. 避免局部潮湿等不良刺激。保持床单干燥、平整、无褶皱。注意皮肤清洁卫生，使用温水，勿用肥皂，保持皮肤干燥。若皮肤过于干燥，皮肤清洁后可将润肤霜适量涂于皮肤上。对于尿便失禁、出汗及分泌物多的老年人，应及时清洗擦干，局部皮肤涂凡士林软膏。切勿让皮肤直接接触橡胶单或者塑料单。不要按摩骨隆突处脆弱的皮肤。

5. 促进局部血液循环。对于长期卧床的老年人，建议每日进行全范围关节活动，寒冷时注意皮肤保暖。定时为老年人温水擦浴，全身按摩。

对于失能、活动受限的老年人，应重视压力性损伤的预防，一旦发生则愈合较慢，需要在专业医务人员指导下，根据不同的情况来有效护理压疮。

（郭欣颖　朱鸣雷）

第四十七章

吞咽障碍老年人照护

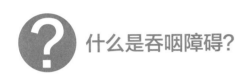 **什么是吞咽障碍？**

吞咽障碍可以由多种原因引起，如大脑的问题、咽喉部的问题、食管的问题，均可以导致吞咽困难。吞咽障碍可影响正常的进食导致营养不良，还可导致食物误吸入气管引发吸入性肺炎，严重者可危及生命。一旦出现吞咽障碍，应查找引起吞咽困难的病因，针对病因治疗。但对于部分老年人，由脑梗、神经系统退行性变所导致的吞咽障碍，往往从病因上难以完全纠正，常常需要进行一定的康复训练和特殊的护理措施，来尽量改善吞咽功能。

 正常的吞咽过程是怎样的？吞咽障碍有什么表现吗？

正常吞咽过程，从口腔开始，到食物进入胃，包括四个时期：口腔准备期、口腔期、咽部期和食管期。

不同的吞咽时期，吞咽障碍的临床表现也不同。

1. 口腔阶段吞咽障碍，可以表现为流涎、唇闭合无力、鼓腮不能、语言含糊（口腔部肌肉控制异常，影响吞咽的同时，也影响了呼吸和发音，导致言语障碍）、舌无力等，可影响咀嚼。在吞咽后，可以看到口内有食物残留。

2. 咽阶段吞咽障碍，可以表现为：唾液在口咽部聚集，不能咽下，需定期吐出；声音嘶哑（可伴随有自主咳嗽反射减弱、声音减弱或不能自主咳嗽）；吞咽食物的容积减少，正常人一口所吞咽的食物量约为20ml（一口量），吞咽困难者一口量为3～20ml，吞咽量大时出现分次吞咽；吞咽延迟；无效吞咽（指在真正的吞咽动作前，有数次试图吞咽的动作或吞咽犹豫动作，表现为喉结构上提，但未达到足够的幅度，故不能完成真正的吞咽）；重复吞咽；用力吞咽；咽下困难（吞咽时，食物经过咽部时存在障碍的情况）；喉部食物梗阻感；吞咽后声音改变；吞咽后食物从鼻腔反流出来。

3. 食管阶段的吞咽困难，一般为进食哽噎或梗阻感，也就是食物咽下去后，感觉食物在"嗓子眼"或者胸口处"堵"着没下去，或者有一会儿才下去。

上面所述的症状，尤其是口腔及咽部的吞咽困难，非专业人员不一定能及时发现，但口阶段与咽阶段吞咽障碍都可造成误吸，出现饮水相关或进食相关的呛咳；或者出现进食时间明显延长。如果出现这样的情况，就应该警惕了，应及时求助于医护人员，以进一步确认。

 误吸是怎么回事？很严重吗？

误吸是口腔和咽部吞咽困难最严重的并发症之一。因为吞咽障碍，食物和液体不能正常进入食管而进入气道，唾液、分泌物或食物成分误吸入肺中，可以造成吸入性肺炎；大量食物进入气道，甚至可以造成气道阻塞而危及生命；严重的吸入性肺炎也可以造成急性的呼吸衰竭而危及生命。需要注意的是，在老年人身体虚弱时，尤其是那些高龄、长期卧床的老年人，有时即使发生误吸，也不一定有明显的呛咳。但如果老年人在吞咽或进餐后出现喘息或憋喘症状，或者餐后出现咳嗽、咳痰增多，或反复发生肺炎，应警惕可能发生了吸入性肺炎。发生吸入性肺炎，需要及时去医院就诊、治疗。

 吞咽障碍可以治疗改善吗？

除治疗吞咽障碍可能的原因外，日常吞咽功能的训练也有助于改善或维持吞咽功能。

可以在康复人员的指导下，采用适合的锻炼方法，包括：

1. 发音训练。训练老年人张口发"啊"音，闭口后双唇突出发"呜"音，或者让老年人从"你、我、他"等单音字开始，也可指导老年人缩唇做吹口哨动作，诱导发音，促进口唇肌肉运动和声门的闭锁功能，有助于维持正常的吞咽功能。

2. 颊肌、喉部内收肌运动。将老年人手洗净，取无菌纱布将其示指包绕放入口中，让老年人模仿吸吮动作，然后嘱老年人张口，轻吸一口气闭口，使双颊部充满气体，做鼓腮、吹气动作，以使颊部收缩有力。

3. 舌肌、咀嚼肌按摩运动。嘱老年人张口，将舌尽力向外伸出，先舔下嘴唇及左右口角，转至舔上唇及硬腭部，再将舌缩回，闭口后上下牙齿互叩及咀嚼10次。

吞咽障碍老年人康复周期长。既需要专业人员的指导，也需要老年人及家属的细心、精心和耐心的训练，才能有利于吞咽障碍的恢复。

 吞咽障碍的老年人，如何照护？

1. 食物形态的选择。一般而言，最好是黏稠、均质的糊状或糜状食物；湿润，但不可溢出水分或汁液；质地幼滑，容易搓成食团，适当的调味及温度控制。考虑到老年人的吞咽能力、牙齿状况、身体状况及个人喜好，可做适当的调整。通常选用布丁、鸡蛋羹、豆腐、糕点等食品。

2. 进食方法。做好进食准备工作，避免分散注意力；如老年人不能闭口，可用手按住口角，将食物直接放于舌根附近，刺激咽下反射；当老年人吞咽功能初步恢复时，为防止在进食时老年人吸气造成误吸，可在吞咽前与吞咽时憋气，使声带闭合封闭喉部后再吞咽。吞咽后咳嗽一次，将肺中气体排出，以喷出残留在咽后部的食物残渣。会厌谷是食物容易残留的部位，当头后仰会厌谷变得狭小，残留食物可被挤出，随后向前低头，同时做空吞咽动作，即点头样吞咽，可清除残留食物；遵循慢而少的喂食方法，确定完全吞咽后再喂下一口食物。

3. 进食体位。身体尽量坐直，头稍向前倾；不能坐起者取躯干抬高30°，头前屈（图47-1）；如果有偏瘫的情况，可在专业人员的指导下，采取适合的体位，以便在进食时使食物尽量绕过麻痹一侧、从健全的一侧通过，以提高咽对食物的推动力。进食后30分钟内应保持上述体位，防止食物返流。

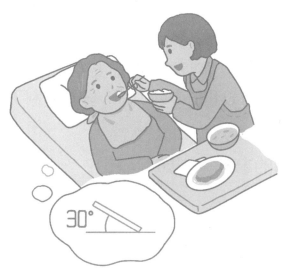

图47-1　进食体位

吞咽障碍的老年人，进食过程中遇到呛咳怎么办?

呛咳是吞咽障碍的最基本特征之一。出现呛咳时，立即扶老年人弯腰低头，使下颌靠近胸前，在老年人肩胛骨之间快速连续拍击，迫使食物残渣咳出；如发生噎食（食物堵塞气道），可站在老年人背后，采用海姆立克急救法，将手臂绕过胸廓下，双手指交叉，对横膈施加一个向上猛拉的力量，由此产生一股气流，经过会厌，使阻塞物呛出（参见第四十九章"噎食的预防和处理"）。

（郭欣颖）

第四十八章

老年人口腔护理

 口腔健康会影响老年人健康吗？

口腔与老年人身体健康密切相关。世界卫生组织关于健康的十项标准中的第八条就是关于口腔健康的：牙齿洁白无龋齿，牙龈无出血，无疼痛感。有研究表明，口腔健康与牙周疾病、糖尿病、心脏病、脑血管疾病等相互关联。口腔健康状况直接影响老年人的健康和生活质量，尽可能早地对老年人进行有计划的干预，提高老年人口腔健康意识，保持良好的口腔健康行为，重视口腔疾病的防治，维护良好的口腔情况，对提高老人的生活品质、保证老年人的身心健康均有重要作用。

 老年人口腔特点有哪些？

随着年龄增长，口腔各种组织器官（牙体、牙周、黏膜、牙龈、骨骼、咀嚼肌、关节、唾液腺等）均会发生老化。①牙齿：牙釉质渗透性减小，颜色变暗，釉板结构产生裂缝；牙本质硬化，牙齿脆性增加；牙髓腔体积减小，纤维增加，细胞含量、神经和血管都减少，敏感性降低；牙齿磨损、口腔卫生差、饮食习惯、营养不良等导致易发生龋齿；老年人易出现牙齿缺失，影响咬合、咀嚼食物。②牙周组织：牙周组织老化、牙周炎，易造成牙齿松动，食物坎塞；

牙齿缺失，造成多间隙、大间隙，使余留牙移位、或伸长，残根或残冠增多。③口腔黏膜：老年人机体代谢功能衰退可引起口腔黏膜组织脱水及细胞萎缩，组织张力和弹性减小，导致口腔黏膜变薄、干燥、血管减少，组织不易愈合，易引起口腔溃疡等；可摘义齿可引起老年口腔黏膜损害，如义齿上菌斑引起的急慢性炎症，义齿造成机械性损伤等。④唾液分泌：唾液量因腺泡萎缩而明显减少，唾液量减少使口腔自洁作用差，菌斑易形成，增加龋齿、牙周病的发病率。⑤咀嚼肌：老化造成咀嚼肌进行性萎缩，尤其是颊肌的萎缩可造成食物滞留。

 有利于口腔健康的生活方式有哪些?

1. 破除不良的生活习惯。应对老年人的口腔健康意识、饮食习惯、口腔清洁习惯等生活方式进行评估，去除不利于维持口腔清洁的观念和生活习惯，如打破"人老牙掉"的固有观念、戒烟限酒、减少辛辣食物对口腔的不良刺激、减少精制糖的摄入量及频次等。

2. 均衡饮食，合理进餐。安排好一天中的各餐对保持口腔健康有重要意义。保证优质蛋白质摄入，改善营养状态，可提高口腔组织抗病、修复能力；适当摄入膳食纤维丰富的生鲜食物，如苹果、萝卜等在被咀嚼时，与牙齿表面进行摩擦，可起到清洁牙齿的作用；选择容易咀嚼、易于消化的食物，适当增加富含维生素、矿物质（钙、磷、氟等）的食物及维生素D有助于维持牙釉质中钙的含量，从而增加牙齿强度；此外，可适当增加咀嚼次数，促进唾液腺分泌，锻炼咀嚼肌，可增进老年人食欲。

3. 做好口腔清洁。鼓励老年人进食后漱口，每日可少量多次饮水，保持口腔清洁；建议早晚刷牙，选取刷头大小合适、刷毛软硬适中的牙刷，使用正确的刷牙方法，学会正确使用牙线或牙间隙刷

（图48-1）。

（1）正确握法，拇指前伸比"赞"的手势。

（2）将牙刷对准牙齿与牙龈交接的地方，刷上排牙齿时刷毛朝上，涵盖一点牙龈，牙刷做水平短距离的运动，刷下排牙齿时刷毛朝下，依同样的要领刷。

（3）牙刷与牙齿呈45°～60°角，并轻压向牙齿，使刷毛的侧边也与牙齿接触，但刷毛不可被牙齿分岔。

（4）牙刷定位后，开始做短距离的水平运动，2颗、3颗牙前后来回约刷10次。

（5）刷牙时张大嘴，看到上排右边最后一颗牙。然后由右后方颊侧开始，刷到左边；然后左边咬合面、左边舌侧再回到右边舌侧，然后右边咬合面。如此循序的刷便不会有遗漏（刷牙的顺序有一口诀：右边开始，右边结束）。

（6）刷咬合面时，也是2颗2颗牙来回地刷。

（7）上颚后牙的舌侧是较不易刷的地方，刷毛仍对准牙齿与牙龈的交接处，刷柄要贴近大门牙。

刷右边舌侧时刷柄自然会朝向左边，此时我们建议用左手刷右边的后牙舌侧，会比较顺手。

（8）此外，刷后牙的颊侧用同侧手，即刷右边颊侧用右手，左边颊侧用左手。同时刷柄可将脸颊撑开，以利视线。

（9）刷完上面的牙齿，再用同样的原则与方法，刷下面的牙齿。

4. 配戴合适的义齿，做好义齿清洁。使用专门的、有效的义齿清洁片；每餐后清洁义齿，睡前将义齿洗净置于清水中；定期检查，如有不适，及时处理或更换新的义齿。

义齿的清洁：

（1）将义齿专用清洁片放入温热水中（40℃左右），充分熔化后放入义齿，确保义齿能全部浸泡于清洁溶液中。

（2）用软毛刷蘸取义齿清洁溶液，刷洗义齿。

（3）用流动水彻底冲洗义齿。

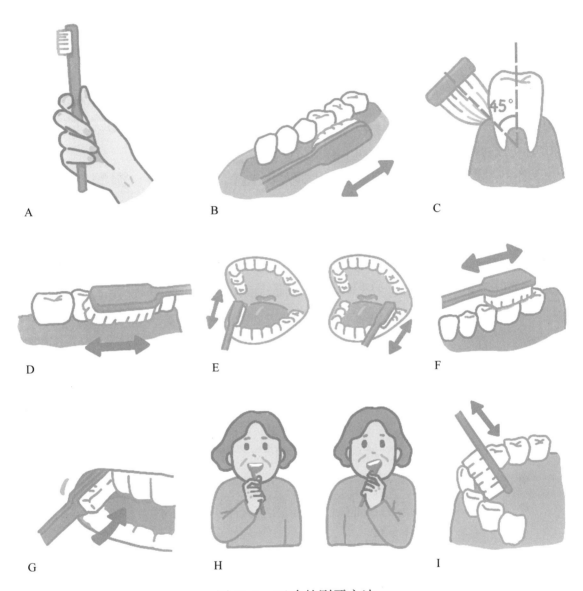

图48-1 正确的刷牙方法

　　A. 拇指和示指相对，剩下三个手指攥住牙刷柄，前伸比"赞"手势；B. 牙刷对准牙齿与牙龈交接的地方，做水平短距离的运动；C. 刷毛与牙齿呈45°～60°角，将刷毛向牙齿轻压；D. 短距离水平运动，2～3颗牙前后来回约刷10次；E. 由右后方颊侧开始刷到左边，从左边舌侧再回到右边舌侧；F. 刷咬合面，2颗2颗牙来回地刷；G. 上颚后牙的舌侧，刷毛对准牙齿与牙龈交接处，左手刷右边的后牙舌侧；H. 刷柄将脸颊撑开，刷右边颊侧用右手，左边颊侧用左手；I. 刷完上面牙齿，用同样原则与方法刷下面牙齿。

老年人口腔护理的具体内容是什么？

1. 当老年人发生病情变化、生活自理能力下降、自己无法完成口腔清洁时，照护者应当根据老年人情况，为老年人提供口腔护理，维持口腔卫生。

2. 口腔护理的目的是使老年人保持口腔的清洁、湿润、预防口腔感染等并发症的发生；防止口臭、口垢，促进食欲；观察口腔黏膜及舌苔变化，注意特殊的口腔气味，如肝臭味、烂苹果气味等。

3. 口腔护理物品的选择。可根据情况选择舒适度高的口腔护理用品，如海绵头牙刷、软纱布头牙刷、负压吸引式牙刷等。

4. 口腔护理的步骤

（1）清醒合作的老年人

● 以生理盐水或温开水漱口。

● 取下活动义齿。

● 撑开颊部。

● 按照一定的顺序擦洗颊部、牙齿、硬腭、舌面、舌下。

● 协助老人漱口。

● 如有口腔溃疡、出血，咨询医生后酌情涂药。

● 口唇干裂者涂润唇膏。

（2）昏迷、不合作牙关紧闭的老年人

● 放置开口器，打开并固定。

● 借助手电的光线评估口腔的情况。

● 取下义齿。

● 其余操作同清醒合作的老年人。

5. 口腔护理的注意事项

（1）操作时老年人头偏向操作者，如用棉球或纱球，一定做好数量的清点，并将棉球或纱球挤干，避免老年人误吸。

（2）如老年人牙齿有松动、残根等，一定做好牙齿数目的清点，避免口腔护理过程中造成牙齿脱落。

（3）操作过程中动作轻柔，避免损伤老年人的牙齿、牙龈、口腔黏膜。

（4）可根据老年人口腔情况选择漱口水，吞咽有障碍的老年人及昏迷老年人禁止漱口，避免误吸。

（5）如使用开口器时，应从臼齿处放入，避免损伤牙齿。

（郭欣颖）

第四十九章

噎食的预防和处理

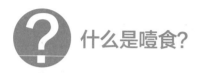 **什么是噎食?**

噎食是指食物团块阻塞声门或气管，可引起窒息，俗称"噎食"。

 为什么老年人容易发生噎食，有什么表现?

老年人常合并多种慢性病，精神衰弱、身体虚弱，特别是咳嗽、说话困难无力、卧床需喂食、咀嚼功能不良的老年人，在进食大块食物、没有嚼碎就下咽就容易发生噎食；可表现为老人进餐时情绪激动，进食时突然不能说话、不能呼吸、面部涨红发紫、表情痛苦。清醒老年人通常可手按住颈部或胸前，手指口腔；如部分气道梗阻，可出现剧烈的呛咳。

患有食管病变食管痉挛；脑血管病变导致咽反射迟钝，吞咽动作不协调；服用精神药物引起吞咽困难等也可能使老人发生噎食。

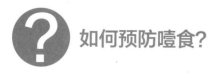 **如何预防噎食?**

除及时治疗各种诱因疾病外，还应避免直接进食大块状的食物、

带骨刺的食物及圆形、光滑食物，如馒头、包子、肉类、薯类、鱼、排骨、花生、瓜子、豆子、汤圆等，建议将其分成小块，可约等于一口量，或捣碎后食用。营造安静舒适的进餐环境，改善就餐体位，避免仰卧位进餐，提醒老年人进餐时细嚼慢咽、小口吞咽，避免进餐时讲话。

老年人发生噎食后的应急处理？

抢救噎食是否成功，关键在于是否及时识别噎食，是否分秒必争地进行就地抢救。美国学者海姆立克发明了一种简便易行的急救方法，可根据不同情况进行。

1. 自救腹部冲击法。一手握紧拳头，另一只手包住该手，快速冲击腹部；靠在一张椅子的背部顶端或桌子边缘，或阳台栏杆转角，快速挤压腹部。任何钝角物体均可用来挤压腹部，靠挤压出的气流使阻塞物排出（图49-1A）。

2. 立位腹部冲击法。对于清醒的老年人，照护者应站在老年人背后，两手臂环绕老年人腰部，一手握空心拳，将拇指侧顶住老年人腹部正中线肚脐上方两横指处、剑突下方，另一手握住拳头，快速向内、向上挤压冲击老年人腹部，促使阻塞物排出（图49-1B）。

3. 仰卧位腹部冲击法。对于昏迷倒地的老年人采取仰卧位，照护者应骑跨在老年人髋部，按上腹冲击压迫脐上部位。如一次未成功，可反复进行，同时拨打急救电话。如遇老年人心脏停搏，立即启动心胸外按压进行抢救（图49-1C）。

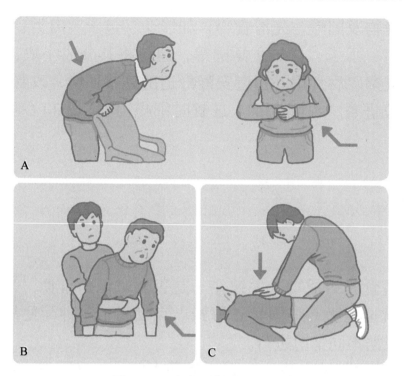

图 49-1　噎食后的应急处理

（郭欣颖）

第五十章

老年人管路护理

 为什么要使用肠内营养管路来补充营养呢?

老年人可以因为各种原因,如吞咽障碍、胃肠道问题、身体衰弱等,无法经口摄入足够的营养。在医务人员评估后,常常需要放一个人工的管路,将营养直接打入胃肠道,以满足人体的需求。根据管路放置的途径和位置,肠内营养管路可分为:①无创途径置管,包括鼻胃管、鼻十二指肠管、鼻空肠管。②有创置管途径,包括经皮内镜下胃/空肠造瘘术、手术中造瘘术(十二指肠造瘘、空肠造瘘)。有时,补充营养的管路是需要长期放置的,因而需要适合的护理,防止管路脱落、堵塞,影响正常使用。

 如何有效防止肠内营养管路脱落及移位?

约25%的肠内营养患者的鼻饲管可被自行拔出,或因咳嗽、呕吐致管路脱出,所以鼻饲管应以胶贴妥善固定;对部分意识障碍的患者可以适当使用约束带或约束手套;但也要注意,约束会造成患者不适,可能会加重谵妄的情况。同时,应加强对于患者以及家属的宣教,加强对管路的重视,在翻身或活动时,时刻保持注意,避免牵拉。

如何防止营养管路堵塞?

　　每次进行营养液输注前、后需用30 ~ 50 ml温开水脉冲式冲管（即用力冲一点，停一下，再用力冲一点，而不是匀速地冲洗），保证管路通畅。营养液使用前充分摇匀，以防沉淀物堵塞管道；管饲多种药物时应注意药物之间有无配伍禁忌或相互作用。若发生堵管，反复冲洗无效，可用碱性溶液（如无糖苏打水）进行浸泡后再脉冲式冲洗。

 日常管饲管路应该如何护理?

　　因鼻胃管对咽喉部有一定的刺激，在患者没有呛咳的前提下，可让其每日喝20 ~ 30ml水，减轻刺激感，同时可帮助局部分泌物的稀释。长期插鼻饲管，鼻唇部易溃烂，可将管路用纱布或棉球垫一下。若有溃烂，可用红霉素软膏薄涂在溃烂处。此外，管饲给营养前，需要先试用餐液/营养液20 ~ 30ml，看看有无问题，无问题再继续给予餐液/营养液；每次的管饲量一般不超过200ml，建议少量多餐，避免一次量太多加重胃肠负担；管饲液必须是当日配制（或当日新开瓶），使用的容器每日要进行消毒处理，避免滋生细菌。

 管饲过程中反流、误吸是怎么回事，怎么发现?

　　因管饲的老年人，很多是长期卧床的，卧床时胃呈水平位，在咳嗽、用力排便时造成腹压增高，易使胃内容物反流而致误吸；其他引起误吸的原因还包括鼻饲管脱出、鼻饲液注入量过多等。误吸的表现一般为明显的呕吐、呛咳，口腔内可见反流的营养液，所以在输注肠内营养液过程中，应注意有无上述情况；若长期管饲的患者发生心率加快、咳嗽、发热等情况，应警惕有无误吸导致的肺部感染；衰弱的老年人有时表现不明显，如果怀疑有吸入性肺炎，可通过影像学检查明确有无吸入性肺炎的表现。

 ## 若发生反流、误吸时如何处理？

一旦发现患者有胃内容物反流、可能有误吸时，应立即停止营养液输注，迅速清洁气道、口鼻内液体（最好使用吸引器），密切观察患者呼吸、心率等情况。同时向医务人员请求帮助和指导；如果发现患者呼吸增快，甚至开始发热、有呼吸困难，应尽快去医院就诊。

 ## 管饲营养还有什么问题需要注意？

1. 胃潴留。放置在胃中的管路，每次输注前可抽吸胃液检查胃排空情况，如抽出清亮的胃液，且含较少食物残渣，则表示患者没有胃潴留；若空腹8小时以上或喂食4小时后，胃残留量仍＞200ml，且胃内仍有较多食物残渣，则提示有胃潴留。可以暂停输注营养液2～8小时；如反复或持续有胃潴留，则应寻求医务人员的帮助指导。根据不同情况，可使用促进胃肠动力药物、治疗便秘、调整营养液剂型、改用空肠管等方法。

2. 腹泻。腹泻是肠内营养最常见的并发症，与输注营养液的速度过快、剂量过大、浓度过高、温度过低或营养液在配制及使用过程中受到污染等有关。处理方法：应调整好营养液的浓度、温度及输注速度；初起营养液的输注速度宜慢（40～50ml/h），剂量宜小（500ml/d），并随时调整速度直至患者适应；肠内营养液的温度以37～40℃为宜；营养液配制、输注过程中应严格无菌操作，现配现用，暂不用时可置于冰箱内保存，但时间不宜超过24小时；发生腹泻的患者，应注意保持肛周清洁、干燥，预防湿疹、皮肤破损等。如腹泻反复或持续发生，也应寻求医务人员的帮助指导。

 长期留置导尿管的老年人，需要经常更换导尿管吗？

一般而言，不宜频繁更换导尿管，但更换间隔时间不应长于产品说明书要求的时限。当出现导尿管破损、导尿管结垢、引流不畅或不慎脱出等情况应及时更换。

 导尿管所接的引流袋多久需要更换？

根据需要更换，没有固定更换的时间间隔，但更换间隔时间不应长于产品说明书要求的时限。发生感染、堵塞、密闭的引流装置损坏等情况应及时更换。

 导尿管该怎么护理呢？

首先要及时倾倒尿液，至少每8小时或尿液在引流袋中已有三分之二时需要倾倒尿液；此外，在转运患者或患者活动前，最好排空引尿袋中尿液，并在活动、转运中夹闭导尿管；平时应保持引流管通畅，防止引流管受压、扭曲（如果将来还要拔除导尿管，可以夹闭、定时开放，以达到锻炼膀胱的效果）；最后，在导尿管开放的时候，应保持尿袋在膀胱水平以下，以防止尿液逆流。

 什么是经外周静脉穿刺的中心静脉导管，有什么作用？

需要长期静脉输液、静脉补充营养液或使用化疗药物的患者，使用普通的外周静脉输液，外周血管太细难以耐受，就需要把输液管路放置到较大、较粗的深部静脉中，才能顺利输液。经外周静脉穿刺的中心静脉导管（PICC）是由外周静脉，一般是从肘部的静脉（如贵要静脉、肘正中静脉、头静脉）穿刺插管，把一根很细的输液导管顺着静脉导入，导管的入口在肘部，导管的尖端位于身体的上腔静脉或锁骨下静脉，这样从肘部的入口就可以把营养液或药液直接输入深静脉。与直接把导管从体表插入深静脉相比，损伤要小得多，而且PICC可以保留相对较长的时间。当然，PICC管路只能输液用，不能从管路取血，输液速度也受限制，具体使用什么样的管路来输液，还应听从医务人员的建议（图50-1）。

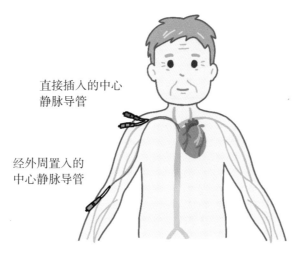

图 50-1　PICC 置入示意

PICC 管路该如何护理呢?

1．PICC管路的入口处，平时是覆盖着一层防水贴膜的，不影响活动，甚至可以淋浴，但应注意不要将贴膜撕掉或蹭掉；每周还需要由受过专门培训的护士来换药并更换贴膜。

2．需要每天观察放置PICC一侧上臂的粗细，有条件的可测臂围，测臂围时手臂外展90°，在穿刺点以上10cm的部位测量，并记录。若发现上臂变粗、肿胀或臂围周长增加≥2cm，则应警惕可能是血栓造成上臂的肿胀，应及时通知医务人员，进行进一步排查。

3．使用PICC输液需要由专业护理人员操作。输液前，护士会检查导管有无堵塞、有无输液不畅等情况，并及时处理发现的问题。输液后，需要按照标准步骤进行消毒、封管。没有接受过专门培训的人员，不建议操作PICC输液。

（郭欣颖）

第五十一章

照护者支持

 照护者的身体健康需要特别关注吗?

是的。照护者常因为忙于照顾他人,而忽视对自己的健康管理。所以,一定要让照护者知道,保持自身身体和情感健康对于被照护者来说是最好的事。照护者要充分重视自身的健康管理。

1. 不要所有的事情都自己做,把自己弄得筋疲力尽。

2. 定期看医生(包括慢性病管理或体检)。

3. 有任何不适要及时看医生,疲倦、失眠或食欲以及行为改变等问题都应得到重视,否则会出现身心健康问题。

 运动锻炼对维持健康是极其重要的,如何让照护者拥有运动锻炼的时间?

运动是保持身体健康最重要的措施,有助于缓解压力和预防疾病。但照护者常常没有时间去做运动。可采用以下策略:

1. 让朋友和家人来帮会儿忙。每天即使有30分钟的锻炼时间,也对健康维护具有重要的意义。可以请亲友们协调一下时间来帮忙,甚至可以请亲友们排一个班,能让照护者有时间来锻炼。

2. 锻炼要循序渐进。尽管运动锻炼的建议是每周5天,每次30分钟,但即使是10分钟也是有益的。可慢慢来,逐渐增加运动量。

3. 可在家里锻炼。当被照护者睡觉时,可在家里做瑜伽、蹬自行车、拉伸或跳操。

4．选一种自己喜欢的运动，以利于坚持。

5．可与被照护者一起做一些运动和锻炼。

 如何识别可能有抑郁的照护者？

照顾他人是很难的，会对照护者产生很大的身心压力，抑郁是危及照护者健康的重要问题。若照护者出现下列情况，应警惕抑郁：

1．容易激动或沮丧。

2．无价值感或内疚感。

3．有绝望的感觉。

4．有死亡、要死亡或自杀的想法。

5．睡眠不好。

6．疲劳或做事情无动力。

7．对日常活动失去兴趣或乐趣。

8．难以思考或注意力不集中。

9．食欲和体重发生变化。

10．治疗无效的身体症状，如头痛、消化不良和疼痛。

如果有上述问题，要警惕抑郁，尽快去看医生。有些药物和其他疾病也会导致与抑郁症相同的症状，医生可以通过体检和实验室检查来排除可能相关的疾病。

如果抑郁症得不到治疗，会导致情绪和身体问题，严重影响照护者的身心健康，也会影响照护质量。

 如何评估照护者的照护负担和健康情况？

照护者往往把精力都用于照护家人了，而自己的健康常被忽视。

可以通过一些问题来评估照护者的健康情况（表51-1）。

表51-1　照护者评估表

在过去的一周左右，我（照顾者）	是	否
1. 我做什么事情都很难集中注意力		
2. 我觉得我不能把我的照顾对象单独留在某个地方		
3. 做决定有困难		
4. 感到完全被压垮了		
5. 感到我没有用，没人需要我		
6. 感到孤独		
7. 感到失去隐私和/或私人时间		
8. 急躁或易怒		
9. 因为照顾我的照顾对象而睡眠不好		
10. 曾喊叫说话		
11. 在工作和家庭责任之间感到应对很勉强		
12. 背痛		
13. 感觉不舒服（头痛、胃部不适或感冒）		
14. 对周围人给我的支持感到不满意		
15. 发现我照顾对象的生活环境不方便，或有其他问题使护理不方便		

　　如果您对问题4和问题11中的1个或2个问题都回答"是"，或如果您的"是"总个数≥10个，则需要注意，可能您的健康有问题或压力太大了。

 如果照护者的健康自评存在问题，该怎么办？

　　1. 可以去看医生，做个检查，评估和管理一下自己的健康情况。

2. 可以暂停照护工作。一个人做所有的事情一定会精疲力尽，不要一个人做。可以考虑寻求亲友或身边的社会资源的帮助（如请护理人员帮忙或寻找喘息服务），来让自己有机会得以休整。

3. 考虑加入支持小组，互相沟通体会和心得，抒发情感，同时也能更多地了解被照护者的问题及护理策略。

4. 学会自我调节和放松的办法。

5. 不要忽视自我，把时间安排好，也要拥有自己的生活。

（郭欣颖）

第五十二章

内在能力与整合照护

 什么是老年人的内在能力?

老年人的内在能力是老年人自身的能力。通过内在能力,老年人可以独立完成日常的生活活动。世界卫生组织将内在能力定义为个体的全部体力和脑力的组合,包括运动、活力、认知、心理、感知觉(听力、视力)等五个维度的能力,每个维度对应包含各自的领域。一般而言,只要这5个维度的能力正常,那么老年人就能够生活自理,并且参与到社会生活中。

 为什么要重视老年人的内在能力?

健康老龄化强调能让老年人正常发挥其功能、参与社会活动;内在能力是维持老年人功能发挥的重要组成部分。随着年龄增长,衰老、疾病是不可避免的,很多时候疾病不可治愈,但内在能力是可以改善或维持的。因此,老年医学不是一味地追求没有疾病,而是希望通过干预疾病、康复、改善环境等多方面的手段,来维护内在能力,尽量让老年人发挥其自身的功能,维持生活质量。

有时老年人在生活不能自理之前,就会出现内在能力下降的情况,包括躯体活动能力下降、营养不良、视力障碍、听力障碍、认知障碍和抑郁状态等情况,经常会被忽视;有一些内在能力下降的早期标志，如步速或肌肉力量下降、营养不良、认知能力下降等往往未被识别、干预；如果能够及时发现并给予适合的干预，则有望逆转或延缓内在能力下降，从而使老年人避免过早地进入到失能、需要别人照顾的阶段。

 如何维护内在能力？什么是老年人整合照护？

内在能力的维护关键在于早期识别与干预，如果老年人发觉自己出现体力下降、视力听力下降、进食减少、体重减轻、忘事严重、情绪低落等情况，千万不要觉得这是"老了、不可避免的情况"，而是应该及时告知老年医务人员，进行相应评估。卫生保健专业人员通过专门的评估，可以识别到身体功能和脑力的下降，也就是内在能力的下降，并且可以根据评估的情况，为预防和延缓内在能力的下降提供干预措施。

老年人整合照护就是以延缓老年人内在能力下降为目标，针对内在能力的各个方面，制订综合照护计划，并提供自我管理支持，是综合的、以社区为基础的照护方案。老年人整合照护一般包括以下内容：①对老年人健康状况的综合评估。②提供能使老年人保持身心功能、减缓乃至逆转功能下降的综合照护服务。③向老年人的照护人员提供支持。目前整合照护在国内还是一个比较新的理念，部分地区已经在养老服务中开展了试点工作，如果老年人刚好碰上了，一定不要错过。

 作为老年人，想要维持内在能力，应该做些什么呢？

1. 改善骨骼肌肉功能，增强行动能力和整体活力。正如前面在

"肌少症"章中所介绍的，体力（根据走路速度、握力等）下降的老年人应进行多种方式的锻炼，包括力量抗阻训练和其他方面的运动，如平衡、灵活性和有氧锻炼等。

充足的营养有助于维持肌肉功能。发现有营养缺乏的老年人，可服用营养补充剂以改善营养。

2. 维持感官能力。老年人往往伴有听力或视力障碍，会限制他们的行动能力、社会参与和交往程度，并可能会增加跌倒风险；很多时候，视力听力的障碍，可以通过一些简单的办法就能改善，如佩戴矫正眼镜和助听器，施行白内障手术，进行适老环境改造等。

3. 预防发生严重的认知障碍，促进心理健康。老年人如果发现认知或情绪的异常，应当及时就医；适当进行益智活动，如棋牌等，对维持老年人的大脑功能是有帮助的；对于评估发现认知功能下降的老年人，医务人员可以通过开展各种活动以及简单的心理干预措施，来预防脑力严重衰退。

4. 预防跌倒。跌倒是老年人住院和受伤死亡的主要原因。对于有跌倒风险的老年人，应由专业人员进行评估，并采取有针对性的干预行动，降低老年人跌倒的风险和发生率（详见第二十六章）。

（路　菲　朱鸣雷）

安宁缓和医疗

第五十三章

了解安宁缓和医疗

 什么是安宁缓和医疗？安宁缓和医疗都包括哪些内容？

世界卫生组织对缓和医疗的定义：缓和医疗是一种提供给患有危及生命疾病的人和家庭的、旨在提高他们的生活质量及面对危险能力的系统方法。通过对痛苦和疼痛的早期识别，以严谨的评估和有效管理，满足患者及家庭的所有（包括身体、心理、社会、精神/心理）需求。针对终末期患者的缓和医疗又称安宁疗护，所以我们常把缓和医疗也称作安宁缓和医疗。

安宁缓和医疗包括的内容：症状控制；心理、社会、精神/心理照顾；沟通；支持家人。

 什么样的人群 / 疾病适合于安宁缓和医疗？

安宁缓和医疗不仅适合于恶性肿瘤晚期患者及其家庭，以下疾病都需要安宁缓和医疗照顾（括号中为需要安宁缓和医疗照护的比例）：心血管疾病（38.5%）、癌症（34%）、慢性呼吸道疾病（10.3%）、艾滋病（5.7%）和糖尿病（4.6%）。肾衰竭、慢性肝病、多发性硬化症、帕金森病、类风湿关节炎、神经系统疾病、老年痴呆症、先天性异常、耐药性结核病患者等，均需要缓和医疗理念和治疗方法的帮助。

 患者和家属可以通过哪些途径找到安宁缓和医疗帮助？

患者可以在App或网上，寻找有提供安宁缓和医疗帮助能力的医生的门诊。

住院患者可以通过主管的医生、护士提请院内安宁缓和医疗会诊的方式来得到相应支持。

患者也可以通过关注北京生前预嘱推广协会的公众号，了解国内部分提供安宁缓和医疗/安宁疗护服务的机构的联系方式。

很多时候，安宁缓和医疗服务不一定非要有"安宁缓和医疗"的标记，非要是安宁疗护的专科医生，你的主管医生、护士只要有终末期患者照顾的经验和理念，也可以提供相应的帮助。

 安宁疗护是否意味着在医院等死？甚至如果没有住院，就只能在急诊等死？

不是。安宁疗护是帮助受到死亡威胁的人活好人生最后一段。

广义上说，每个人都在"等死"，只是每个人选择的路不同。需要注意的是，在这条路上患者和家人有"选择"的机会和权利，这一条走向死亡的路不是单选！不应该由医务人员单方面"规定"或者"决定"。关于死亡地点：患者情况不好的时候是去住院，还是去急诊，还是在家中接受服务，就是关于死亡地点的问题。死亡地点应由患者、家人以及现实条件共同决定。患者平静无痛苦，居家辞世、养老院辞世是最佳选择。如果患者/家人选择在医院离世，究竟是病房还是急诊往往要看当时、当地的现实条件。

 如果选择在家临终，谁来判断死亡，是否需要叫救护车？

这里会有两种情况：

1. 如果是毫无准备地出现患者在家中离世，应该是拨打120或999，由急救人员判断和处理。

2. 如果是有充分准备的居家辞世，可以由亲人来判断（前期提供服务的医护团队需要教给家人判断死亡的方法）。

开具死亡证明书：这个是居家辞世的患者家人需要事先准备的内容。提前和社区卫生服务中心、居委会联络，确认如何在居家辞世的情况下开具死亡证明。如果确认该社区不可以开具死亡证明，需要呼叫120或999上门开具死亡证明或者前往就近的医院开具死亡证明。

 对于终末期患者，医生判断已经没有针对原发病的治疗措施了，建议支持治疗为主，但患者"无法接受""绝不认命"，对这样的情况该怎么办？

这里面牵涉了两个话题："病情告知"和"灵性支持"。在这种情况下，需先从沟通开始。通过倾听和同理，与患者建立信任，了解患者的真实想法，以及所有重要意见参与者的想法，以确定帮助的对象和步骤；如果家庭成员意见不一致，对病情理解不到位，建议召开家庭会议，告知病情和确定治疗目标。

如果是患者"无法接受""绝不认命"，则需要有安宁疗护团队成员，以不同方式和患者本人交流，通过倾听和同理的技术，陪伴患者经历这个过程。过程中常常需要多次沟通和多次家庭会议，不要轻易期待患者下一秒钟就"完全接受"了。此时安宁疗护团队的角色仅仅是"陪伴者"，当然有一定的技能陪伴效果会更好。

 如果患者需要一个能帮助他和家属可以度过最后时刻的地方，有没有对口的医院？

目前安宁疗护试点的工作正在全国展开，北京市也正在推进安宁疗护试点工作，在北京已有几家专门的安宁疗护病房，包括：北京海淀医院安宁病房，北京王府中西医结合病房，和睦家康复医院（也接受终末期患者），首钢医院安宁病房等。其他试点病房正在建设中。

如果希望在大的综合医院之外找一个地方度过最后时光，现有的安宁疗护病房肯定是资源特别有限的；如果能够得到社区支持，可以考虑"居家辞世"的做法；或者联络患者住处附近的二级医院、养老机构，看是否可提供相应的支持和服务。

 缓和医疗会影响该患者的寿命吗？

目前的研究证实，患者接受缓和医疗服务后，因为其生活质量的提高，其心情会变得平和，对其病情及恢复都会起到积极作用。在日本，有很多接受居家安宁疗护后反而生存期增加几倍的案例。缓和医疗可以对患者预后产生正向影响。

如何认识善终？没有安宁疗护病房，是否也可以做到善终？

　　每个人心中都有自己对"善终"的理解。重要的是，要了解患者本人以及患者家庭的需求和愿望。一般来说，患者能够在生命末期有意识的情况下达成所有的心愿，并且患者和家属都能接受死亡的来临，患者平静，少痛苦地离世，可算作普通意义的善终。能够达到这些，其实对地点并没有任何要求和限定。有安宁病房，有人员帮忙对很多人是好的，但没有安宁病房，患者也可以实现善终。

（宁晓红）

第五十四章

预立医疗照护计划

 什么是预立医疗照护计划?

预立医疗照护计划（advance care planning，ACP）是指人们在健康或意识清楚时，充分考虑个人的信仰、价值观和对今后医疗照护的愿望，预先表明自己将来在不可治愈的伤病末期或临终时的治疗照护意愿，并与医务人员和/或亲友沟通其意愿的过程。

 什么是生前预嘱?

在预立医疗照护计划过程中签署的在不可治愈的伤病末期或临终时要或不要哪种医疗照护的指示文件，就是"生前预嘱"。签署"生前预嘱"的人一旦身处不可治愈的疾病末期或临终时，有权选择是否使用或放弃维持生命的治疗方案，如人工呼吸器、心肺复苏术或喂食管饲等。

 什么是尊严死? 与安乐死有什么不同?

尊严死一般是指在不可治愈的伤病末期，放弃维持生命的治疗，如心肺复苏、使用呼吸机维持呼吸、使用机器进行透析等，让死亡既不提前，也不拖后，而是自然来临。这个过程的本质是家属及医务人员最大限度地尊重患者本人的意愿，使决策能够符合并实现患者本人意愿，帮助临终患者尽量有尊严地告别人生。目的是减轻肉体痛苦，并有尊严地离世。安乐死是通过注射药物等措施帮助患者安详地结束生命，是积极、主动的，带有协从性质的"助死"，目的是结束进入临终状态患者的痛苦，而提早结束患者的生命。安乐死在我国并不合法。从缓和医疗的角度看，在患者没有充分地接受安宁缓和医疗的服务之前，也不应考虑安乐死的问题。

 "尊严死"就是一定要放弃临终的维持生命的治疗吗？

不一定。医学伦理学的核心原则是患者的自主权，确保患者能够从医疗中获益。因此，尊严死的本质是患者明确表达自己的意愿，家属及医务人员最大限度地尊重患者本人的意愿，使决策能够符合并实现患者本人的意愿。所以患者可以选择在临终时不进行维持生命的措施，也可以选择使用维持生命的措施，这都是患者的正当权利。在死亡已经不可避免时，采用维持生命的措施来延长"死亡的过程"，到底是获益还是不获益，应听从患者本人的意见，而不是别人按照自己的喜好来"代替"患者作出决定。

 为何预立医疗照护计划很重要？

患者本人的想法非常重要，只要本人希望知道自己的病情，能够明白医护人员的告知，并能清楚表达自己的想法，就应该参与到医疗决策中。今日不知明日事，一场严重事故或大病可能会使您没有能力在您需要医疗照护时自行决定您的医疗决策，而预立医疗照护计划则可使之成为可能。

通过提前计划，您可以：①让家人、朋友知道您对今后医疗照护的愿望和指示。②就您的医疗照护事宜为医护人员提供相关的指引。③减轻您的至爱亲朋在困境时不知道该如何选择的负担。

 为何要尽早制订预立医疗照护计划？

一定是事先，甚至应该提倡在健康情况较好、心智未出现任何问题的时候，因为您绝不会知道何时一场严重事故或疾病可能导致您无法自行决定个人事务和医疗决策，所以任何时候开始着手预先制订计划都不会太早。当您所信任的人知道什么事对您很重要时，他们就会更容易地代您做决定。由于问题都经过事先讨论，即使当您因伤病严重到不能为自己的医疗问题做决定时，您的家人也能明确地知道您要或不要哪种医疗护理及救治措施，这使他们能做出符合您本人愿望的选择。

 预立医疗照护计划在我国的发展现状怎么样？

很多国家和地区都有立法并使ACP合法化，而在中国大陆ACP仍处于概念推广阶段，相应立法空白。2006年，中国大陆首个提倡"尊严死"的公益网站"选择与尊严"正式成立，强调通过签署"生前预嘱"来实现个人对生命意愿的表达，并且推出了"我的五个愿望"这一"生前预嘱"文本，可供大家在网站（网址：https://www.lwpa.org.cn/）上注册填写。

什么是"生前预嘱"中"我的五个愿望"？

　　"我的五个愿望"是专为有意愿自主进行"生前预嘱"选择的人士提供的意愿表达平台，它是一份容易填写的表格文件，能够帮您明确表达一些重要的医疗意见，以便当您因伤病或年老无法对自己的医疗问题做决定时，别人能了解您的想法。其内容分别是：

　　1．我要或者不要的相关医疗服务。

　　2．我希望使用或不使用生命支持治疗。

　　3．我希望别人怎么对待我。

　　4．我想让我的家人和朋友知道什么。

　　5．我希望谁帮助我。

　　其中，每个"愿望"下有1个或多个内容，总计42个细分条目，以打勾方式进行填写。

　　可以登录"选择与尊严"网站，自愿填写"生前预嘱"，并随时修改或撤销。

　　"选择与尊严"公益网站在"我的五个愿望"文件基础上，根据中国法律环境和使用者的特点做出了修改，形成了"生前预嘱"的文本格式。

 "生前预嘱"合法吗？

　　一个人通过签署"生前预嘱"来决定自己在病重或临终时要或不要哪种医疗照护的行为，和安乐死无关。发达国家的做法是制定"自然死亡法"，并推动"生前预嘱"成为正式法律文书，以赋予患者在疾病末期拒绝无意义治疗的权利。尽管我国大陆还未通过"自然死亡法"和其他相关法律，"生前预嘱"也还不是法律文件，但表达自己的意愿、在网站签署"五个愿望"，有助于让别人知道自己的想法，有助于推广"生前预嘱"的概念，并使更多人知道并行使属于自己的这份权利。

（姚帼君 孙晓红）

第五十五章

哀伤陪伴

 哀伤是怎样的过程？

亲人离世，丧亲者除要安顿各项身后事宜，同时还要面对与处理自己的情绪。这个过程中的哀伤和痛苦，若非亲身经历，不可能深切体会。

丧亲者会在生理、情感、认知和行为各方面都呈现出不同程度的悲伤反应。哀伤是一个独特的历程，不存在固定的模式和阶段，每个人都有自己的速度和经验。在这个过程中的各种反应会自然地起伏不定和反复出现。如果哀伤不能够释放和愈合，有可能影响终身，但绝大多数人的悲伤程度和影响会随着时间消逝而逐渐减轻。

 悲伤反应有哪些常见的表现？

悲伤可能导致身体和行为的改变，如睡眠不规律、食欲改变、胃肠功能紊乱、"心痛"、烦躁不安、哭泣、叹气或肌肉紧张等。

愤怒和内疚是很常见的情绪。丧亲者可能会对命运、配偶、孩子或其他人产生愤怒，也可能会对自己生气。内疚感通常伴随或紧随愤怒之后出现，还可能不想出门或独处。

有时，丧亲者可能会突然被抑郁、无聊或空虚的感觉"淹没"，悲痛袭来时感觉难以抵抗，可能会怀疑自己是否发疯了；还可能会感到头痛、喉部发紧或胸闷、肌肉酸痛或胃部灼烧感。有时，丧亲者还可能有亲人还在身边的鲜活感受。

但请记住，以上都是悲伤的正常表现，悲伤不是软弱的表现。

 如何帮助自己度过哀伤？

1. 尝试聆听自己的心声及感觉，接受自己的情绪。

2. 以适当的方式宣泄情绪，如大哭几场、向亲朋好友倾诉、深呼吸、书写、做自己喜欢的事，或将感受以文字、艺术等方式抒发出来——核心是不压抑情绪！

3. 学习身心放松方法，如深呼吸、冥想等。

4. 学习运用不伤害的方式发泄愤怒，如扭毛巾、打枕头、撕纸、运动等。

5. 化悲愤为力量，尽力去达成亲人的遗愿。

6. 找一个合适的时空，让自己尽情地回忆亲人曾经的片段。

7. 按照自己的节奏，逐步恢复生活的规律和日常。

8. 选择一些适合自己的活动方式来思念亲人，如祈祷、上香、好好照顾自己等。

9. 阅读别人如何经历痛苦的故事或文章，从中获得启示。

10. 参加一些专为遗属提供的哀伤关怀小组，可以彼此互助支持。

唯有面对并经历哀伤，才有力量去接纳和转化痛苦！

如何支持哀伤的亲友？

1. 持续规律地提供适度的关心和问候。家属通常在葬礼后才会较真实地感受到丧亲之痛，加之大部分亲友都逐渐回归自己的生活，使遗属更觉孤寂。因此，继续陪伴遗属使她/他感觉被支持、不被遗弃是很重要的。

2. 适度地表达关心。一个关心的眼神、包容的态度及坦诚的陪伴，可能更胜言语的安慰。

3. 尝试理解及感受亲友的哀痛，远比一句礼节性的"节哀顺变"更能让亲友体会到关怀。

4. 接受并信任丧亲的亲友有空间及能力去处理其哀伤。

5. 尝试顺应丧亲者的哀伤步伐，容让她/他表达及述说对逝者的回忆、思念及情绪起伏，而你可以与她/他分享你对逝者的回忆和欣赏。

6. 为丧亲者提供需要的事务性支持，如于丧亲初期提供适当的陪伴、准备符合其口味的营养食物，或暂时性协助对方处理家务、照看孩子、老年人以及组织经济支助等。

7. 鼓励丧亲者尝试采用适合自己的宣泄方法去舒缓起伏的情绪。

8. 如有需要，可鼓励亲友参加一些专为遗属提供的善别辅导服务，或寻求专业人士的协助。

真挚的关怀及陪伴，才是真正的支持！

哪些情况需要寻求专业人士的协助？

　　如发现遗属的悲伤反应持续不减轻甚至逐渐恶化，进而影响其身心状态及日常生活，比如出现自残、自杀或伤人倾向，建议应尽早求助专业人士。

（秦　苑）

附　录

常用老年综合评估自评量表

一、日常生活能力评估

1. Katz日常生活活动能力量表。该量表所涉及内容代表一个人最基本的生活能力。分数范围为0～6分，由本人填写或者由照顾者填写，在相应项目中划√选择。在每个项目中只有最高水平功能状态可以获得1分。本量表可作为患者功能状态改善或恶化的文字记录。如评估为满分，则提示老人的基本生活可自理，如不能得满分，则基本生活需要一定的辅助，分数越低，需要的辅助越大（表1）。

表1　Katz日常生活活动能力量表

项目	分数	内　容
1. 如厕	1□	能完全独立上厕所，无失禁
	0□	需要提醒如厕，或需要帮助清洁，或偶有失禁，每周≤1次
	0□	熟睡时有便或尿失禁，并每周＞1次
	0□	清醒时有便或尿失禁，并每周＞1次
	0□	尿便完全无法控制
2. 进食	1□	能自己独立吃饭
	0□	进餐时偶尔需要帮助，和/或在进食特殊烹调的食物时需要帮助，或餐后需要别人帮助清洗
	0□	进餐时经常需要帮助，并且不能保持进餐时整洁
	0□	所有的进餐几乎全需要帮助
	0□	不能自己进食，并且对他人帮助自己进食有抵触

续　表

项目	分数	内　容
3. 穿衣	1□	能自己穿衣、脱衣，并从衣橱自己挑选衣服
	0□	能自己穿衣、脱衣，偶尔需要帮助
	0□	经常需要帮助穿衣和选择衣物
	0□	必须别人帮助穿衣，但能够配合
	0□	完全不能穿衣，并且对别人帮忙不能配合
4. 梳洗 （保持整洁，包括头发、指甲、手、脸、衣服）	1□	能独立保持自我整洁和穿着得体
	0□	能保持自我充分的整洁，偶尔需要很少帮助，如剃须
	0□	需要他人经常监督和帮助以保持自我整洁
	0□	需要他人完全帮助，但接受帮助后能够保持良好的整洁度
	0□	完全依触他人帮助及保持整洁的一切行为
5. 躯体活动	1□	能在各种地面或者城市中随意走动
	0□	能在住处附近或一个小区内活动
	0□	行走时需要帮助：他人搀扶或固定扶手或拐杖或助步器或轮椅
	0□	仅能独立坐于椅子或轮椅中，但需他人推动
	0□	超过多半的时间卧床
6. 洗澡	1□	能独立洗澡（盆浴、淋浴、搓澡）
	0□	能自己洗澡，但出入浴缸需要帮助
	0□	仅能洗脸和手，其他身体部位需要他人帮助
	0□	不能自己洗澡，但他人帮忙能够配合
	0□	不能自己洗澡，也不能配合他人的帮助
总　分		

2. 工具性日常生活活动能力量表。该评估量表反映老人在社区独立生活的能力。分数范围为0～8分。由老年人填写或由照顾者填写，在相应项目中划√选择。在一些项目中只有最高水平功能状态

可以获得1分，而在另一些项目中可以有2个或以上不同功能状态水平可以获得1分，但因为每一项目都有不同功能状态的描述，定期应用这些评价工具，可以作为患者功能状态改善或恶化的文字记录。如果不能得满分，则提示老年人需要一定程度的社会支持才能独立生活（表2）。

表2　工具性日常生活活动能力量表（Lawton IADLs）

项目	分数	内　容
1. 电话	1□	能主动打电话，能查号、拨号
	1□	能拨几个熟悉的号码
	1□	能接电话，但不能拨号
	0□	根本不能用电话
2. 购物	1□	能独立进行所有需要的购物活动
	0□	仅能进行小规模的购物
	0□	任何购物活动均需要陪同
	0□	完全不能进行购物
3. 备餐	1□	能独立计划，获得食材，烹制，取得足量食物
	0□	如果提供原料，能烹制适当的食物
	0□	能加热和取食预加工的食物，或能准备食物但不能保证足量
	0□	需要别人帮助做饭和用餐
4. 家务	1□	能单独持家，或偶尔需要帮助（如重体力家务需家政服务）
	1□	能做一些轻的家务，如洗碗、整理床铺
	1□	能做一些轻的家务，但不能做到保持干净
	1□	所有家务活动均需要在帮忙下完成
	0□	不能做任何家务
5. 洗衣	1□	能洗自己所有的衣物
	1□	洗小的衣物，如洗短裤、袜子等
	0□	所有衣物必须由别人洗

续　表

项目	分数	内　容
6. 交通工具	1□	能独立乘坐公共交通工具或独自驾车
	1□	能独立乘坐出租车并安排自己的行车路线，但不能乘坐公交车
	1□	在他人帮助或陪伴下能乘坐公共交通工具
	0□	仅能在他人陪伴下乘坐出租车或汽车
	0□	不能外出
7. 服药	1□	能在正确的时间服用正确剂量的药物
	0□	如果别人提前把药按照单次剂量分好后，自己可以正确服用
	0□	不能自己服药
8. 理财	1□	能独立处理财务问题（做预算、写支票、付租金和账单、去银行），收集和适时管理收入情况
	1□	能完成日常购物，但到银行办理业务和大宗购物等需要帮助
	0□	无管钱能力
总　分		

二、认知问题评估

1. 可通过下面8个问题，来判断老年人记忆力下降、忘事等问题是否严重，是否需要看医生。如果下面8个问题中，有2项或2项以上回答"是"，则建议看医生，进一步确认有无问题（表3）。

表3　认知评估表

1. 判断力出现问题（如做决定存在困难，错误的财务决定，思考障碍等）	□是，有改变	□无，没变化	□不知道
2. 兴趣减退，爱好改变，活动减少	□是，有改变	□无，没变化	□不知道
3. 不断重复同一件事（如总是问相同的问题，重复讲同一个事情或同一句话等）	□是，有改变	□无，没变化	□不知道

续　表

4. 学习使用某些简单的日常工具或家用电器、器械有困难（如电脑、遥控器、微波炉等）	□是，有改变	□无，没变化	□不知道
5. 记不清当前月份或年份	□是，有改变	□无，没变化	□不知道
6. 处理复杂的个人经济事务有困难（忘了如何交付水电煤气费等）	□是，有改变	□无，没变化	□不知道
7. 记不住和别人的约定	□是，有改变	□无，没变化	□不知道
8. 日常记忆和思考能力出现问题	□是，有改变	□无，没变化	□不知道

2. 可以由老年人的照顾者回答下述问题，看看被照顾的老年人是否有以下表现。如果出现任何一条情况，则提示老年人可能存在认知方面的问题，建议去医院进一步就诊，排查。

问题包括：
□不能辨别日期、时间、年份、星期几及身处何处
□不能辨认家庭成员及常见的实物（如动物、颜色、花朵等）
□不能辨认常见地点（如卫生间、厨房）
□不能回忆过去的事件、重要的数字、地址、节日等
□记不起早饭/午饭/晚饭所吃的食物
□重复询问相同的事情
□不能正确回答问题或反应较为迟钝
□不能计算简单账目
□不会看钟表的时间
□不能独立完成简单的工作
□不能像往常一样读书读报
□不能像往常一样正确的书写文字
□经常情绪激动、猜忌、自言自语
□出现焦躁不安、攻击行为

三、营养问题评估

老年人可使用Determine营养风险筛查量表来计算自己的营养得分（表4）。每项问题，如果回答"是"，则计算每项后面的分数；回答"否"，则不计分；最后将10项问题的分数相加，得到总分。最好的情况，是0分；如果得分在0～2分，建议保持现有的饮食情况，每半年测评1次即可；如果得分在3～5分，则提示有轻到中度的营养不良危险，建议向专业人员咨询，调整饮食与生活习惯，并且需要每3个月评估一次；如果评分在6分或更高，则提示有高度营养不良危险，需要马上找医生或营养师寻求帮助，以改善营养状态。

表4　Determine营养风险检测方法

问题	是/否	评分	备注
1. 因为生病或身体不适而影响了进食的种类和数量		2	
2. 我每天饮食少于两餐		3	
3. 我不常吃蔬菜、水果与乳制品		2	
4. 我几乎每天都喝3杯以上的酒（啤酒/红酒/白酒）		2	
5. 因为牙齿或口腔问题导致我进食困难		2	
6. 我的经济状况让我无法买想吃的食物		4	
7. 我经常一个人吃饭		1	
8. 我每天必须服用3种及以上的药物		1	
9. 在过去6个月内体重下降/增加4.5kg以上		2	
10. 我难以自己去购买、烹调和/或吃入食物		2	
总分			

四、情绪问题评估

医学上常用Zung氏抑郁自评量表（SDS）（表5）和Zung氏焦虑自评量表（SAS）（表6）来筛查有无抑郁或焦虑等情绪方面的问题。如果任何一个量表的评分超出了正常，则建议看心理科或精神科的医生，以确定是否存在抑郁或焦虑的问题，以及是否需要额外的治疗。

表5 Zung氏抑郁自评量表（SDS）

	从无或偶尔	少部分时间	相当多时间	绝大部分或全部时间
1. 我觉得闷闷不乐，情绪低沉	1	2	3	4
2. 一天中，我觉得早晨的心情最好	4	3	2	1
3. 我一阵阵哭出来或觉得想哭	1	2	3	4
4. 我晚上睡眠不好（睡眠障碍）	1	2	3	4
5. 我吃得跟平常一样多	4	3	2	1
6. 我与异性密切接触时，和以往一样感到愉快	4	3	2	1
7. 我发觉我的体重在下降	1	2	3	4
8. 我有便秘的苦恼	1	2	3	4
9. 我心跳比平常快	1	2	3	4
10. 我无缘无故地感到疲乏	1	2	3	4
11. 我的头脑跟平常一样清楚	4	3	2	1
12. 我做我熟悉的事情没有困难	4	3	2	1
13. 我觉得心情不安，难以平静	1	2	3	4
14. 我对将来抱有希望	4	3	2	1
15. 我比平常容易生气激动	1	2	3	4
16. 我觉得我做出决定是容易的	4	3	2	1
17. 我觉得自己是个有用的人，有人需要我	4	3	2	1
18. 我的生活过得很有意义	4	3	2	1
19. 我认为如果我死了，别人会生活得好些	1	2	3	4
20. 平常感兴趣的事我仍然感兴趣	4	3	2	1

总分：

标准分（总分乘以1.25，取整数）：

请根据本人现在或过去一周的情况，独立地、不受任何人影响地回答上述问题，一般在10分钟内完成。

评价标准：标准分＜50分以下为正常，可能有抑郁：轻度＝50～59分，中度＝60～69分，重度≥70分。

表6　Zung氏焦虑自评量表（SAS）

	没有或偶尔	少部分时间	相当多时间	绝大部分或全部时间
1. 我觉得比平常容易紧张和着急（焦虑）	1	2	3	4
2. 我无缘无故地感到害怕（害怕）	1	2	3	4
3. 我觉得心里烦乱或觉得惊恐（惊恐）	1	2	3	4
4. 我觉得我可能将要发疯（发疯感）	1	2	3	4
5. 我觉得一切都很坏，会发生什么不幸（不幸预感）	1	2	3	4
6. 我手脚发抖打颤（手足颤抖）	1	2	3	4
7. 我因为头痛、颈痛和背痛而苦恼（躯体疼痛）	1	2	3	4
8. 我感到容易衰弱和疲乏（乏力）	1	2	3	4
9. 我觉得心烦意乱，不容易静坐着（静坐不能）	1	2	3	4
10. 我觉得心跳很快（心悸）	1	2	3	4
11. 我因为一阵阵头晕而苦恼（头晕）	1	2	3	4
12. 我晕倒发作或觉得要晕倒似的（晕厥感）	1	2	3	4
13. 我呼气吸气都感到困难（呼吸困难）	1	2	3	4
14. 我手脚麻木和刺痛（手足刺痛）	1	2	3	4
15. 我因为胃痛和消化不良而苦恼（胃痛或消化不良）	1	2	3	4
16. 我常常要小便（尿意频繁）	1	2	3	4
17. 我的手常常是潮湿寒冷的（多汗）	1	2	3	4
18. 我脸红发热（面部潮红）	1	2	3	4
19. 我不容易入睡且一夜睡得很差（睡眠障碍）	1	2	3	4
20. 我做噩梦	1	2	3	4

总分：

标准分（总分乘以1.25，取整数）：

请根据本人现在或过去一周的情况，独立地、不受任何人影响地回答上述问题，一般在10分钟内完成。

评价标准：标准分＜50分，为正常；可能有焦虑：轻度＝50～59分，中度＝60～69分，重度≥70分。